Der Kampf um die Hose

Sonderband der
EDITION PANDORA

Herausgegeben von
Gennaro Ghirardelli

Sigrid Metken

DER KAMPF UM DIE HOSE

Geschlechterstreit und die Macht im Haus
Die Geschichte eines Symbols

Campus Verlag · Frankfurt/New York
Editions de la Fondation Maison
des Sciences de l'Homme · Paris

Dieses Buch erscheint im Rahmen eines 1985 getroffenen Abkommens zwischen der Wissenschaftsstiftung Maison des Sciences de l'Homme und dem Campus Verlag. Das Abkommen beinhaltet die Übersetzung und gemeinsame Publikation deutscher und französischer geistes- und sozialwissenschaftlicher Werke, die in enger Zusammenarbeit mit Forschungseinrichtungen beider Länder ausgewählt werden.

Cet ouvrage est publié dans le cadre d'un accord entre la Fondation Maison des Sciences de l'Homme et le Campus Verlag. Cet accord comprend le traduction en commun d'ouvrages allemands et français dans le domaine des sciences sociales et humaines. Ils seront choisis en collaboration avec des institutions de recherche des deux pays.

Die Deutsche Bibliothek–CIP-Einheitsaufnahme

Metken, Sigrid:
Der Kampf um die Hose : Geschlechterstreit und die Macht im Haus ;
die Geschichte eines Symbols / Sigrid Metken. -
Frankfurt/Main ; New York : Campus Verlag;
Paris : Ed. de la Fondation Maison des Sciences de l'Homme, 1996
(Edition Pandora : Sonderband)
ISBN 3-593-35481-0 (Campus Verlag)
ISBN 2-7351-0700-0 (Ed. de la Fondation Maison
des Sciences de l'Homme)

Umschlaggestaltung: Atelier Warminski, Büdingen
Herstellung: Julia Walch, Bad Soden
Druck und Bindung: Friedrich Pustet, Regensburg
Gedruckt auf säurefreiem und chlorfrei gebleichtem Papier.
Printed in Germany

Inhalt

Vorwort

Zwei Redensarten, die sich mindestens seit dem frühen 13., beziehungsweise seit dem 16. Jahrhundert belegen lassen, wurden zum Ausgangspunkt gewitzter populärer Erzähl- und Bildtraditionen. Der sprichwörtliche Verdacht: *Die Frau will die Hosen haben* inspirierte französische Fabliaux, italienische Novellen und deutsche Fastnachtsspiele. Buchmalereien, Chorgestühlschnitzereien und – vor allem – die seit dem 15. Jahrhundert proliferierende populäre Druckgraphik übersetzten das Thema vom Zank um das eheliche Hausregiment in Bilder. Sie verraten, daß der biblisch und biologisch begründete Anspruch der männlichen Spezies auf die Oberherrschaft nicht immer unwidersprochen blieb. Als diese zu Beginn der Neuzeit gar den Frauen zuzufallen drohte, mußte sie energisch verteidigt werden, damit die folgenden Jahrhunderte maskulinem Regiment gesichert waren. Das Hosenzankthema übernahm dabei einen Teil der Strategie. Es propagierte eine natürliche Überlegenheit, die sogar die meisten Frauen überzeugte, und ridikülisierte jede Umkehrung der Machtverhältnisse.

Die zweite Redensart – *Sieben Weiber kämpfen um eines Mannes bruch* – aktualisierte eine auf die stolzen Töchter Jerusalems gemünzte Prophezeiung des Isaias aus dem achten vorchristlichen Jahrhundert und bereicherte sie um Streit und Hose. Sie suggerierte die Seltenheit männlicher Freier, »bewies« die den Frauen zugeschriebene zügellose Sinnlichkeit und schmeichelte maskulinem Selbstbewußtsein.

Das in beiden Proverbien gebrauchte Symbol für Mann, Macht und Potenz – die Hose – ist nur aus der europäischen Kleidertradition zu verstehen und blieb auf die westliche Gesellschaft beschränkt. Es mußte, außer als bedeutungsschwere Metapher in obigen Redensarten, auch noch als Kürzel für eine Reihe anderer Herrschafts- und Liebeskonstellationen herhalten – von den verderblichen Verführungskünsten, mit denen Weiberlist die Männer zu Fall bringen wollte, über geile Bauern, impotent machende Hexen bis zu den Sansculotten der französischen Revolution oder den Talismanhosen des Herrn von Bredow.

Heute hat das alte, starke Symbol den Impakt verloren. Jeder kann Hosen anziehen, wann immer er möchte, nur auf den Piktogrammen öffentlicher Toiletten sind die Beinkleider noch ausschließlich ihren einstigen Besitzern vorbehalten. Es lohnt sich, die Geschichte dieses tyrannischen Emblems aufzuschreiben, festigte es doch Vorstellungswelten und Denkschablonen, die einer Partnerschaft der Geschlechter im Wege standen.

Freunde und Kollegen haben bei der Suche nach den zeitlich und geographisch weit verstreuten Beispielen mit Hinweisen und Fundstücken großzügig geholfen. Ihnen allen möchte ich ganz herzlich danken, besonders aber folgenden Wiederholungstätern: Nils-Arvid Bringéus, Nina Gockerell, Bärbel Hedinger, Hans-Peter Litscher, Gabriele Oberhauser, Christa Pieske, Thomas Roth und Konrad Vanja. Helga und Ulrich Raulff gaben den Anstoß zum Thema und ließen ihr Interesse im Laufe der Entstehung nicht erlahmen, was – hätte ich einen Wunsch frei – dem Leser bei der Lektüre ebenso ergehen möge.

Paris im April 1995

Die Herrschaft der Hosen

Qui culotte a, liberté a

In der Mitte des 19. Jahrhunderts führen uns in Paris zwei satirische Graphiken Macht und Ohnmacht männlicher Herrschaft vor Augen. Sie gebrauchen ein altes, mindestens seit dem frühen 13. Jahrhundert geläufiges Symbol für die Überlegenheit des starken Geschlechts: die Hose. Auf einem anonymen Holzstich umgibt eine Aureole wie ein Heiligenschein die Pantalons, die ein Herr in langen Unterhosen demonstrativ hochhält. Demütig, mit ergeben vor der Brust gekreuzten Armen kniet die eingeschüchterte Frau vor diesem bedeutungsschweren Emblem, das sie nicht anzublicken wagt. Der Zeichner hat die Beinkleider vergrößert. Sie wären ihrem stolzen Besitzer entschieden zu lang.

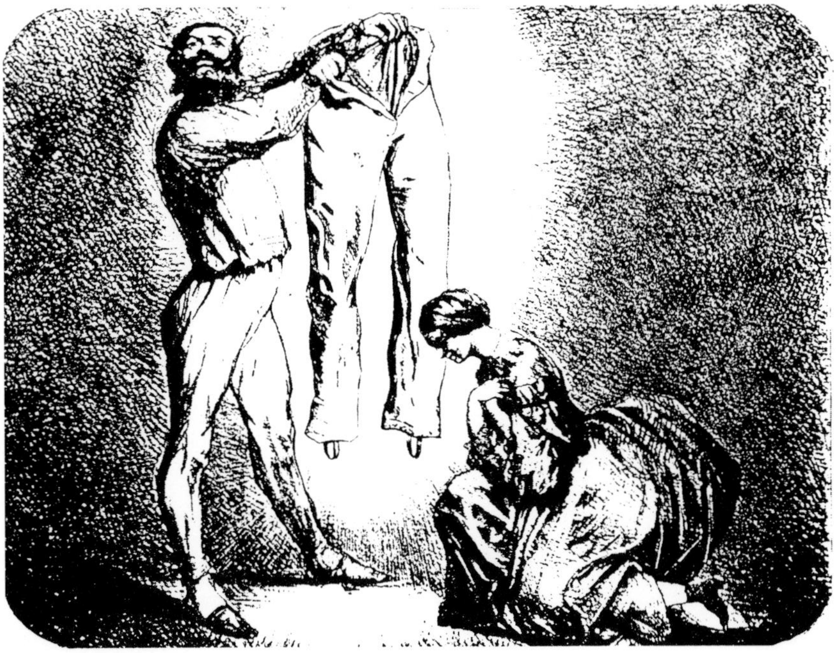

Anonym, Holzstich, Paris um 1850,
Bibliothèque des Arts décoratifs

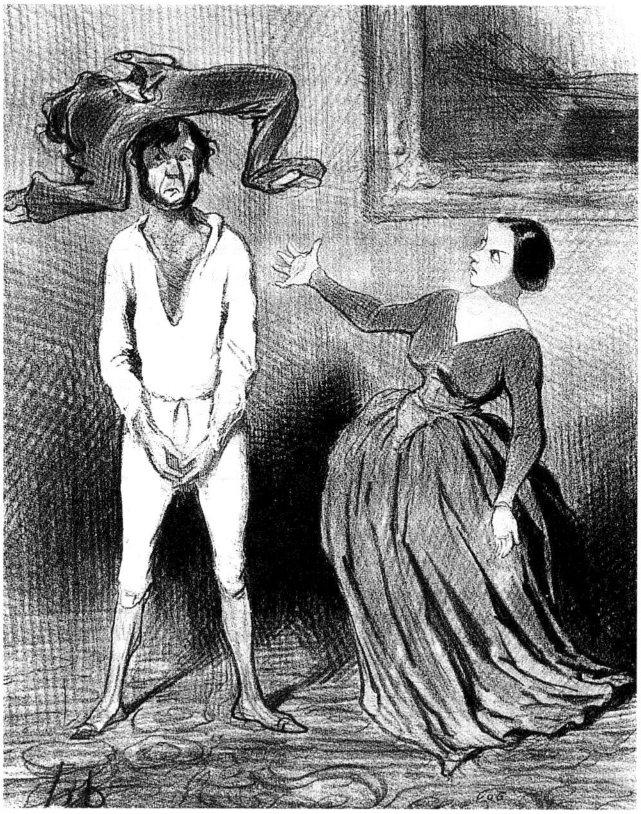

Honoré Daumier, Lithographie 28
aus der Folge *Les Bas-Bleus*, Le Charivari, 23. Mai 1844,
Hamburger Kunsthalle

Gegenstück ist eine Lithographie Daumiers aus der Folge *Les Bas-Bleus*, die am 23. Mai 1844 in der Zeitschrift *Le Charivari* zuerst erschien. Das Personal gleicht obigem Paar zum Verwechseln. Auch hier der bärtige Mann in Unterhosen, Madame in Krinoline mit den damals modischen, eng anliegenden, hochgeflochtenen Haaren. Aber sie steht auf ihren Beinen und wirft dem trotteligen Ehemann die Hosen an den Kopf. Er hatte die Blaustrümpfin gebeten, einen Knopf anzunähen ... welch ein Ansinnen!

Die Hose als Zankapfel der Geschlechter gehört zu den meist gebrauchten Metaphern, obschon das Stichwort in fast allen Symbollexika fehlt. Es war nicht nobel genug, um erörtert zu werden. Und es ist anrüchig. Nicht nur im Wortsinn, sondern auch in seiner polyvalenten Bedeutung. Die Hose ist ja nicht nur Sinnbild männlicher Macht und Überlegenheit, sondern auch der Potenz, verhüllt sie doch das, was die Herrn von den Damen unterscheidet. Eine Holzstichvignette Gavarnis drückt das am Anfang des zweiten Kapitels eines 1842 bei Aubert und Lavigne erschienenen Schriftchens, *Physiologie de la femme* von Etienne Neufville, durch eine von zwei Händen hochgehaltene Männerhose aus. Nicht nur zum Gehorsam wurde Eva nach dem Sündenfall verdammt, sondern auch dazu, daß sie sich nach dem Gefährten sehne. »Dein Verlangen soll nach dem Manne sein, und er soll dein Herr sein«, hat Luther Genesis 3/16 übersetzt. Damit ist der Mann nicht nur zum Oberhaupt bestellt, sondern auch zum Verwalter sexueller Freuden eingesetzt.

Begier und Gehorsam für Eva, das ist von Anfang an klar. Aber das Symbol? Von Hosen weiß die Bibel nichts. Zuerst paradiesische Nacktheit, dann Schurze aus Feigenlaub. Das einzelne Feigenblatt ist eine künstlerische Verkürzung dieser Laubgeflechte. Nach der Verfluchung der beiden Sünder machte Gott »Adam und seinem Weibe Röcke von Fellen und kleidete sie« (Genesis 3/21). Noch immer ist kein vestimentärer Unterschied zwischen den beiden: jeder ist mit dem gleichen Schurz aus Feigenlaub oder einem Rock aus Tierfellen angetan.

Gott als Kürschner – diese schockierende Vorstellung vertrug sich schlecht mit seiner Größe und Allmacht. So hat die spekulative Theologie das Faktum schon früh allegorisch gedeutet. Die Fellröcke, dozierte Origenes in der Mitte des 3. Jahrhunderts in seinem Genesiskommentar[1], symbolisieren den Tod, der die Konsequenz des Sündenfalls war, weil zu ihrer Konfektion die ersten Tiere sterben mußten. Im Laufe der Zeit wurden die Röcke so erfolgreich verdrängt, daß man sie verhältnismäßig selten dargestellt und kaum kommentiert findet. Abraham a Sancta Claras Überlegungen zu den sinistren Fellen[2], die in der Erkenntnis gipfeln, »Eva war gekleidet wie der Adam, und Adam war gekleidet wie Eva«, sind eine Ausnahme und eine gefährliche noch dazu, denn konnten sie von der Weiblichkeit nicht so verstanden werden, daß zur Zeit der Ureltern Mann und Frau gleichgestellt waren? Gleichgestellt sind die beiden ersten Menschen auch auf einem um 1130 skulpierten Türsturz am Westportal der kleinen Dorfkirche von Neuilly-en-Donjon (Allier) in Frankreichs Mitte: beide sind hier – deutlich erkennbar – mit knappen Slips bekleidet. Sicher wurde diese Darstellung als unorthodox strikte abgelehnt, und nur durch die Abgelegenheit der romanischen Kirche hat sie sich bis heute unkorrigiert erhalten können.

Nach einem witzigen Einfall französischer Mysterienspiele des Spätmittelalters war der Erfinder der Hosen der Patriarch Noah nach seiner Trunkenheit[3]. Er fertigte sich eine *braie*, nachdem ihn sein Sohn Cham ausgelacht und verspottet hatte, als er vom Wein berauscht nackt mit sichtbaren *genitalia* am Boden lag.

1 Origenes, Opera Omnia, in: J. P. Migne, Patrologia graeca, Bd. XII, Sp. 102.
2 Adams Hosen und Evas Rock, Kap. 73 in: Abraham a Sancta Clara, Judas der Ertz-Schelm, für ehrliche Leuth, Bd. 3, Salzburg 1692, S. 491 ff.
3 Louis Réau, Iconographie de l'Art Chrétien, Paris 1956, Bd. II, S. 114 gibt keine genaueren Hinweise. Es war unmöglich, eine entsprechende Stelle in einem Mysterienspiel zu finden.

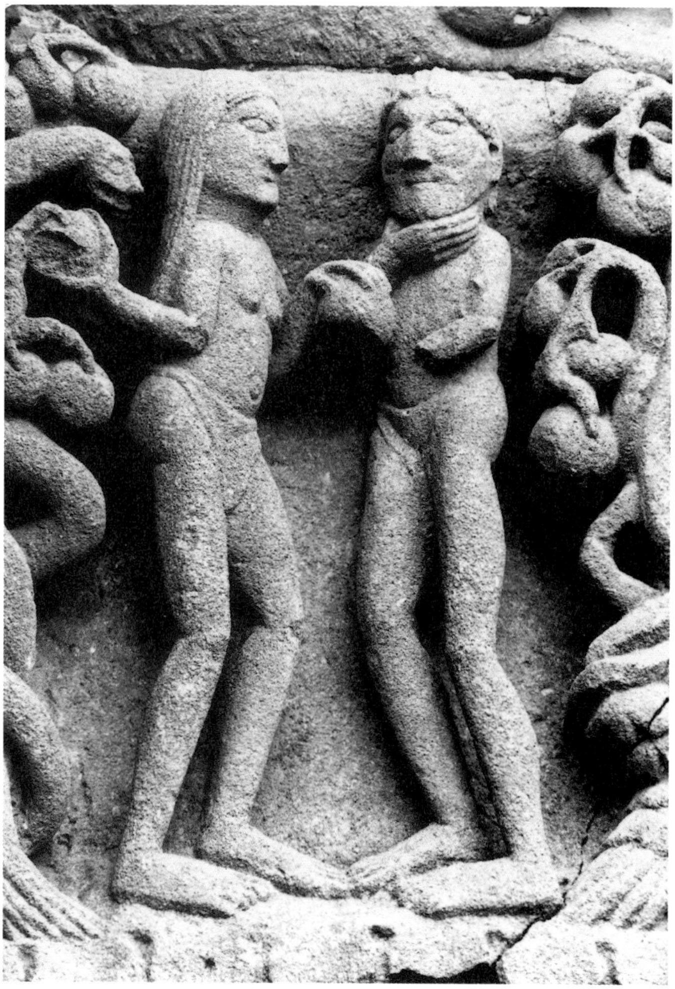

Sündenfall der behosten Ureltern,
Türsturz des Westportals der Kirche von Neuilly-en-Donjon,
(Allier) um 1130

Lassen wir die Bibel, die unser Symbol nicht kennt, obschon sie jahrhundertelang im Hosenkrieg der Geschlechter jeder Partei Argumente liefern mußte, und wenden uns der Geschichte Europas zu. Dort stand die drapierte Kleidung der Griechen und Römer den genähten Gewändern der Kelten und Germanen gegenüber, die von den Frauen aus maßgewebten Stoffstücken gefertigt wurden.[4] Zu ihnen gehörten mindestens seit dem 6. vorchristlichen Jahrhundert Hosen, die dem rauhen Klima und der

4 Gundula Wolter, Die Verpackung des männlichen Geschlechts. Eine illustrierte Kulturgeschichte der Hose, Marburg 1991, S. 20–25.

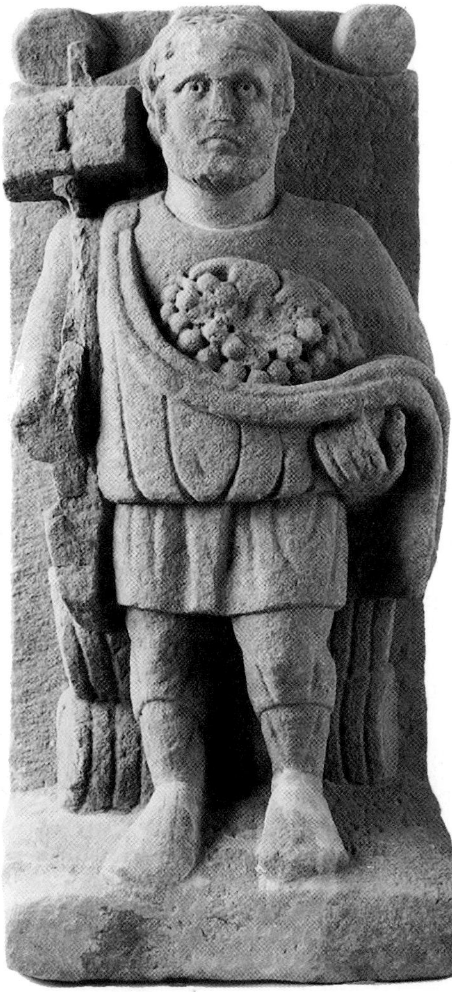

Der Jagd- und Waldgott Sucellus in aufgeschürztem Kittel
und gallischen Hosen,
Kinheim (Kreis Bernkastel-Wittlich), 3. Jh. n. Chr., Sandstein,
Trier, Rheinisches Landesmuseum

Reiterei gleichermaßen vorzüglich angepaßt waren. Der griechische Geschichtsschreiber Diodor[5] aus Agyrion in Sizilien notierte im ersten Jahrhundert vor Christus erstaunt: »Sie haben eine sonderbar in die Augen fallende Kleidung, gefärbte Röcke, bunt von allerley Farben, und Hosen, welche sie Braken nennen ...«. Nach der Eroberung Galliens titulierten die Römer ihre neue transalpine Provinz *Gallia bracata*, das hosentragende Gallien, um es von der längst romanisierten cisalpinen *Gallia*

5 Diodor von Sizilien, Bibliothek der Geschichte, aus dem Griechischen übersetzt von Friedrich Andreas Stroth, Frankfurt a. M. 1782, Bd. II, 5. Buch/XXX, S. 207.

togata zu unterscheiden. Manche der neuen Herrn jenseits der Alpen übernahmen die praktische Tracht der Transalpiner, wie uns Tacitus[6] berichtet. So pflegte Caecina Alienas, ein Legionskommandeur in Obergermanien im Jahr 69 nach Christus »in buntfarbigem Kriegsmantel und in Hosen, dieser Barbarentracht, mit der Toga bekleidete Männer zu empfangen«, was ihm als Hochmut ausgelegt wurde.

Bildzeugnisse dieser Behosten sind selten. Auf Grabmälern scheint man das den Aktivitäten der Bauern, Handwerker und Soldaten ideal entsprechende Kleidungsstück als unpassend empfunden zu haben: alle Verstorbenen präsentieren sich in der feierlichen Toga. Am häufigsten wird der Jagd- und Waldgott Sucellus mit hochgeschürzter Tunika in gallischen Hosen dargestellt, vielleicht weil er besonders populär war und sich von seinen Verehrern nicht allzu sehr unterscheiden sollte. Besonders ergreifend ist ein nur zehn Zentimeter großes Bronzerelief eines sterbenden Galliers, der mit langen Hosen und nacktem Oberkörper, das Gesicht zur Erde gekehrt, am Boden liegt und im Forum von Alesia ausgegraben wurde[7]. Römische Reliefdarstellungen[8] gefangener Barbaren und einige Männerhosen aus Grabungsfunden ergänzen unsere Kenntnisse dieser für Kelten und Germanen charakteristischen Beinkleider.

Im Mittelalter entwickelte sich das germanische Wort *brōks* für die knie- oder knöchellangen Barbarenhosen über althochdeutsch *pruoh* zu *bruoch* und *bruch*. Es bezeichnete von der Kotta, dem Übergewand der Ritter, oder dem kurzen, gegürteten Bauernkittel verdeckte, mehr oder minder üppig geschnittene Bekleidungen der Schamteile. Der französische Begriff für die lose fallende Leinenhose des Mittelalters – *braies* – und das englische *breeches* gehen auf die latinisierte Form der keltischen Bezeichnung, *braccae*, zurück.

Hosen hingegen hießen bis ins 16. Jahrhundert die Beinlinge, die Schenkel und Füße bekleideten. man mußte diese Strümpfe am Bruchbund oder Wams vernesteln, damit sie hielten.[9] Das Pluraletantum entwickelte sich über althochdeutsch *hosa* aus dem germanischen *husōn* (Hülle) und hängt mit den Wortwurzeln von Haus und Hort im Sinne des Bedeckens zusammen. Französisches Äquivalent sind die *chauce* oder *chausses* aus lateinisch *calceus* (Lederstiefel), die man als *haut-de-chausses* und *bas-de-chausses* spezifizierte, wobei ersteres die Oberhosen, letzteres Trikotbeinlinge meinte. Daß im Spätmittelalter ein Mann ohne ein Paar Hosen – nur in der *bruch* – als nicht korrekt bekleidet empfunden wurde, geht beispielsweise aus zwei rheinischen Weistümern[10] von 1465 und 1573 hervor, die bei Eidesleistungen solche Bein-

6 Tacitus, Historien, München (1969²), hrsg. von Joseph Borst, Buch II, S. 150 (lateinisch), 151 (deutsch).
7 Alise-Sainte-Reine (Côte-d'Or), Musée Municipal.
8 Wolter (wie Anm. 4), S. 22.
9 Wolter, S. 31; Ingrid Loschek, Reclams Mode- & Kostümlexikon, Stuttgart 1987, 1994³, S. 258 ff.
10 Zitiert nach Jakob und Wilhelm Grimm, Deutsches Wörterbuch, Stichwort »Hose«, Sp. 1838.

kleidung vorschrieben: »so spricht derselbige scheffen zu den andern: ihr scheffen, steht der man, wie er stahn soll? hat er dann keine hosen an, so mosz er hosen anthon, ehe ihn der scheffen zu dem eidt geleidt; hat er dan hosen ahn, so steht er richt«.

Kontroversen für oder gegen das Tragen von knielangen Hosen unter der Kutte hatte es sogar in Mönchsgemeinschaften gegeben.[11] Die Regel des heiligen Benedikt sah nach antiker Tradition innerhalb der Klöster keine Beinkleider vor. Nur auf Reisen waren *femoralia* erlaubt. Als karolingische, später cluniazensische Kommunitäten nördlich der Alpen dieses Kleidungsstück dauerhaft einführten, wiesen sie auf seine wärmende und hygienische Funktion, sowie die größere Dezenz hin. Wie in so vielen anderen Sachfragen widersprachen auch hier die strengen Zisterzienser und verurteilten die Unterkleidung als verweichlichenden Luxus. Zu dieser Zeit war aber das Hosentragen schon derart kennzeichnend für das männliche Geschlecht geworden, daß eine Cluny nahestehende Spottschrift *De Mauro et Zoilo* im 12. Jahrhundert argumentieren konnte, ein Mann ohne Hosen könne nur ein Narr sein, der sich anbietet und schreit *ecce sum paratus* (ich bin gerüstet).

Narren nämlich tragen selten Beinkleider und wer sich die Hose nehmen läßt, ist ein Narr. Tatsächlich sind sie auf Holzschnitten und Kupferstichen des 15. und 16. Jahrhunderts – etwa im *Großen Liebesgarten* des Meisters E. S. um 1465 – oft unterm offenen Mantel splitternackt. Zu den von mutwilligen Mädchen auferlegten Liebesproben in dem anonymen Fastnachtsspiel des 15. Jahrhunderts Der *Morischgentanz*[12], gehört auch die Aufgabe, drei Jahre lang keine *pruch* zu tragen, ein Ansinnen, das nur von einem Narren erfüllt werden konnte.

Das Aussehen einer *bruch* ist höchst unterschiedlich.[13] Obschon sie ein Untergewand ist, finden wir sie in der Tafelmalerei und Graphik relativ oft dargestellt. Immer dann, wenn die Situation Nacktheit verlangt, bleibt der Person häufig aus Gründen der Dezenz die *bruch* als Kleidungsstück. So tragen sie die beiden Schächer am Kreuz[14], Märtyrer bei ihrer Hinrichtung, Verdammte in Fegefeuer und Hölle und natürlich Badegäste. Eine fast schwarze, seitlich geknüpfte, ziemlich knapp anliegende *bruch* ist neben der Krone die einzige Bekleidung Kaiser Trajans, wenn er, in

11 Gerhard Jaritz, Die Bruoch, in: Festschrift für Harry Kühnel. Symbole des Alltags, Alltag der Symbole, Graz 1992, S. 396.

12 Morischgentanz in: Adelbert Keller (Hrsg.), Fastnachtspiele aus dem 15. Jh. (Bibliothek des Litterarischen Vereins in Stuttgart Bd. XXVIII) Stuttgart 1853, S. 123 ff., bes. S. 124.

13 Jaritz (wie Anm. 11), S. 395–416; dazu die Rezension von Wolfgang Brückner, in: Bayerische Blätter für Volkskunde, Jg. 21 Nr. 2/1994, S. 83–90.

14 Christus ist – von ganz seltenen Ausnahmen völliger Nacktheit abgesehen – immer mit dem Lendentuch der Antike bekleidet. Nur der florentiner Puppenmaler und Pyrotechniker Nunziata (1475–1525) soll nach Vasari einem einfältigen Kunden, der ein Kruzifix für einen nur sommers genutzten Raum bestellte, einen Gekreuzigten in HOSEN gemalt haben. Giorgio Vasari, Leben der ausgezeichnetsten Maler, Bildhauer und Baumeister, aus dem Italienischen von Ludwig Schern und Ernst Förster, Stuttgart und Tübingen 1832–49, neu hrsg. von Julian Kliemann, Worms 1983, Bd. V Kap. CXLIV, S. 7

Michael Pacher,
Ausschnitt Kaiser Trajans
vom Kirchenväteraltar,
Zirbelholz, um 1480/83,
München, Alte Pinakothek

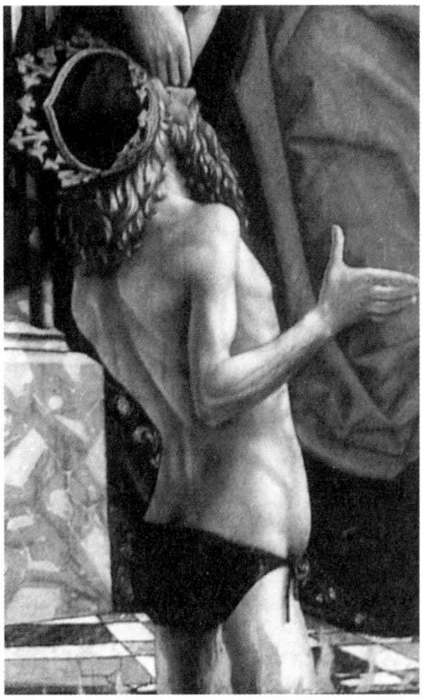

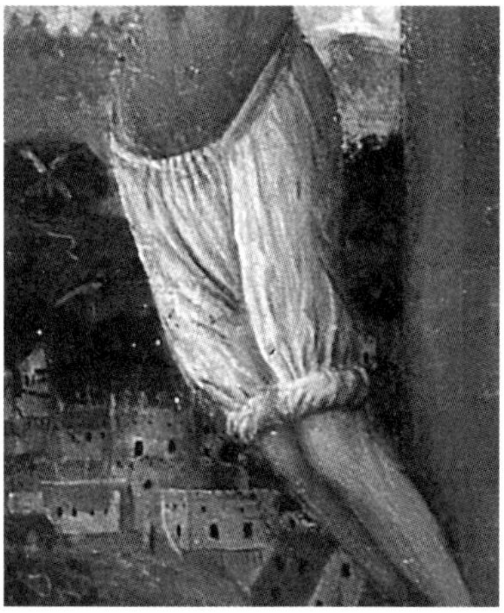

Jan van Eyck,
Ausschnitte vom
rechten und linken
Schächer des New
Yorker Diptychons,
Kreuzigungsflügel,
Holz auf Leinwand
übertragen, um
1420/1425,
New York, The
Metropolitan
Museum of Art

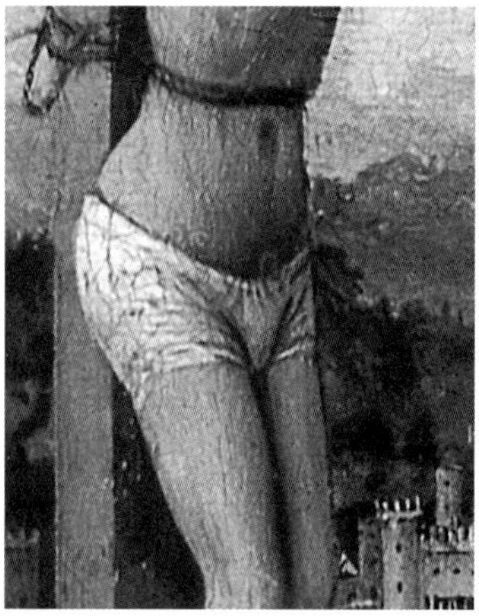

Keltern der Weintrauben in der *braie* (September),
Missale des Martin de Beaume, Paris oder Tours,
Ende 15. Jh., Paris, Bibliothèque Nationale

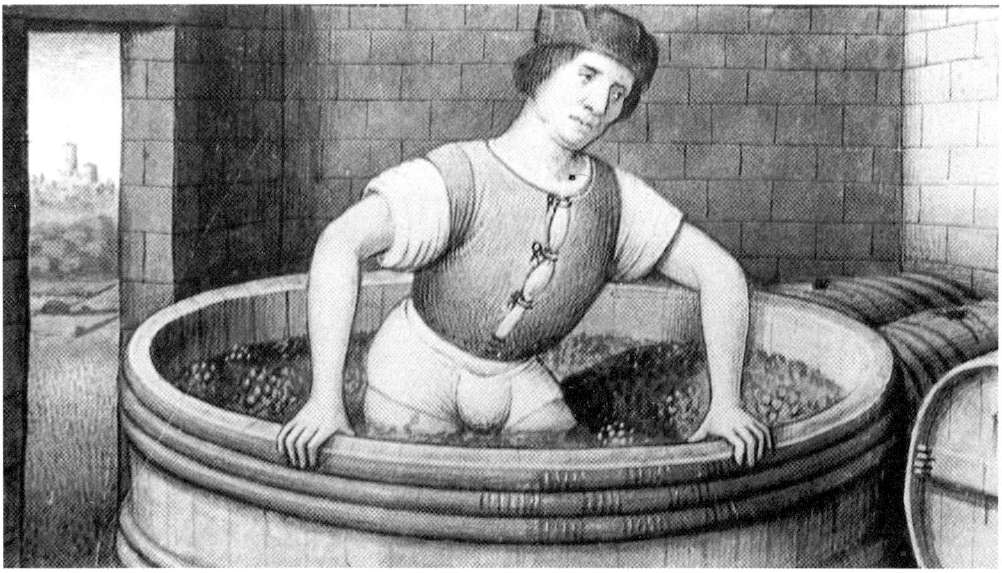

Höllenflammen stehend, auf Michael Pachers Kirchenväteraltar von 1483 aus Neustift bei Brixen[15] von Gregor dem Großen losgebetet wird. Auch Bauern auf Kalenderminiaturen haben sich während der Arbeit ihres Kittels entledigt und sind oft nur mit *braie* oder *bruch* bekleidet.[16] Manchmal ist die *bruch* eine richtige Unterhose mit Bund und bedeckt einen Teil der Oberschenkel. Als in der zweiten Hälfte des 14. Jahrhunderts die Wämse immer kürzer wurden, mußte auch die *bruch* schrumpfen. Sie verhüllte bei den jungen Männern nur noch das Geschlecht und war seitlich gebunden. Erst dieses Binden machte das Stoffstück tragbar. Fehlt der Inhaber und ist so ein gezipfelter Fetzen isoliert abgebildet, kann man ihn kaum als Beinkleid erkennen. So wurde bis ins letzte Jahrzehnt übersehen, was für eine große Rolle dieses Zeichen der Männlichkeit auf Holzschnitten und Kupferstichen des 15. und 16. Jahrhunderts spielt. Nahm man den Gegenstand überhaupt wahr, mißdeutete man ihn oft als Kinderlatz, Fahne oder ähnliches. Seit kurzem erst hat man ihn lesen gelernt.

Einige Beispiele sollen Umfeld und Bedeutungsbreite dieses Symbols belegen. Eine Federzeichnung von Urs Graf aus dem Jahr 1514 zeigt eine üppige junge Frau.[17] Die Haube weist sie als verheiratet aus. Sie wird von fünf teilweise bewaffneten Putten umtanzt, von denen einer in Rüstung den gegabelten Stecken, an dem die *bruch* baumelt, als Trophäe balanciert. Ungeachtet ihres züchtigen Aussehens vermag die Schöne der Männer Hosen an die »stang henken«, das heißt, verführt wird, wer immer ihr gefällt. Die aufgehängte Hose darf man als Kürzel für Liebesspiele verstehen, was ein süddeutscher Tellerspruch aus dem vorigen Jahrhundert so ausdrückt: »Ach wann ich doch an meinem Bette ein Paar Hosen hangen hätte!« Urs Graf meinte kaum eine bestimmte Frau, vielmehr können wir in seiner Zeichnung eine Allegorie auf das verführerische Weib sehen, dessen Lüste den Mann ins Verderben ziehen. Es wird von – zu Amoretten geschrumpften – Männern umtanzt, wie es zur gleichen Zeit Kupferstiche mit dem Thema der um Venus oder Frau Welt kreisenden Moresken wiederholt ins Bild setzen.[18] Ihr Preis – ein Apfel oder Ring – ist bei Urs Graf die eindeutige Hose.

Einen ganz anderen Sinn hat die *bruch* auf einem Holzschnitt von Erhard Schön, der 1533 bei Albrecht Glockendon in Nürnberg verlegt wurde.[19] Eine junge Frau hat

15 München, Bayerische Staatsgemäldesammlungen, Alte Pinakothek.

16 Wilhelm Hansen, Kalenderminiaturen der Stundenbücher. Mittelalterliches Leben im Jahreslauf, München 1984, Abb. 199/325/332/333/334; Ausstellungskat. Costume – Coutume, Paris, Grand Palais, 1987, S. 57 Nr. 11.

17 Basel, Kupferstichkabinett, Inv. Nr. U. X. 63; 16 x 21,5 cm, abgeb. in: Christiane Andersson, Dirnen – Krieger – Narren, Basel 1978, S. 64; Brückner (wie Anm. 13), S. 85.

18 Johanna Müller-Meiningen, Die Moriskentänzer und andere Arbeiten des Erasmus Grasser für das Alte Rathaus in München, München 1984, bes. Abb. S. 39–43.

19 Max Geisberg, The German Single-Leaf Woodcut: 1500–1550 (Reprint: New York 1974), Bd. III, S. 1123 Nr. 1176; 26,9 x 33,7 cm; Keith Moxey, Peasants, Warriors and Wives. Popular Imagery in the Reformation, Chicago/London 1989, S. 101 ff.

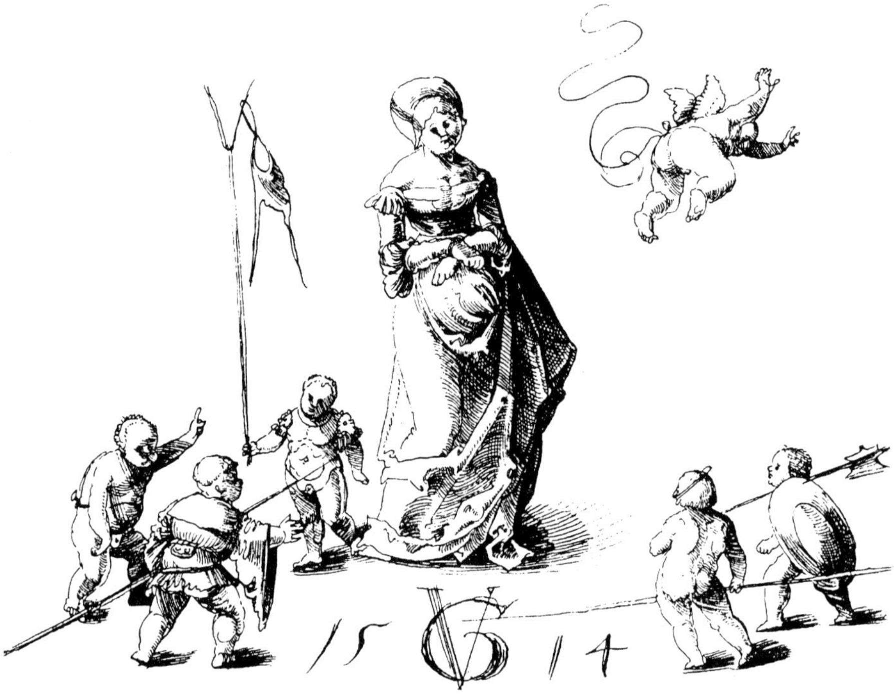

Urs Graf, Federzeichnung, 1514, Basel, Kupferstichkabinett

sie nebst Tasche und Schwert am linken Arm baumeln. Mit der Rechten schwingt sie eine Peitsche, um ihren Angetrauten anzuspornen, der dazu verdonnert ist, auf allen Vieren einen Karren mit einem Wäschezuber zu ziehen. Sie hat ihn nicht nur zum Narren gemacht, ihm die Embleme von Herrschaft und Männlichkeit abgenommen, sondern bringt ihn noch mit dem besonders demütigenden Wäschewaschen in Verbindung. Ein junges Paar, eine Närrin und ein weiser Alter folgen dem Zug und dozieren eifrig zum Thema des Blattes: *Kein edler schatz ist auff der ert/Dann ein frums weib die ehr begert.* »Weybnemen« will gut überlegt sein, man muß die Frau kleiden und nähren können, sonst wird sie zum *Syman* und nimmt selber die Zügel in die Hände. Das Blatt warnt vor unüberlegter Heirat, wie sie damals häufig vorgekommen sein mag, fühlten sich doch viele durch die positive Einstellung der Reformatoren zur Ehe zu diesem Schritt angespornt, ja geradezu aufgefordert. Flugblätter dieser Art waren nicht nur zur Unterhaltung bestimmt, sie sollten auch Ratgeber sein und Übereifrige bremsen, obschon natürlich grundsätzlich zur Ehe geraten wird. Die Warnung vor Hurenlist, die der weise Alte dem Vorschlag der Närrin entgegensetzt, trifft sich mit der energisch betriebenen Abschaffung der Prostitution in evangelisch gewordenen Städten wie Nürnberg.

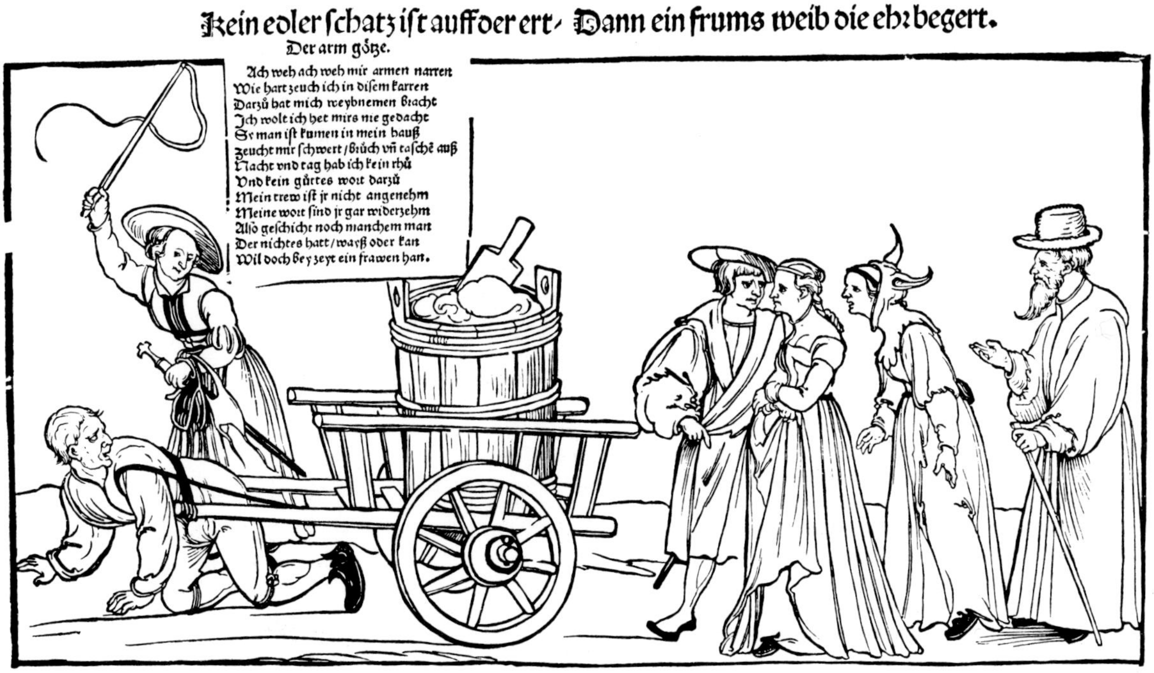
Kein edler schatz ist auff der ert/ Dann ein frums weib die ehr begert.
Der arm götze.
Ach weh ach weh mir armen narren
Wie hart zeuch ich in disem karren
Darzů hat mich weybnemen bracht
Ich wolt ich het mirs nie gedacht
Er man ist kumen in mein hauß
zeucht mir schwert/bruch vñ taschē auß
Nacht vnd tag hab ich kein rhů
Vnd kein gůttes wort darzů
Mein trew ist jr nicht angenehm
Meine wort sind jr gar widerzehm
Also geschicht noch manchem man
Der nichtes hatt/wayß oder kan
Wil doch bey zeyt ein frawen han.

Erhard Schön, *Kein edler schatz ist auff der ert/Dann ein frums weib die ehr begert.*
Holzschnitt, Nürnberg 1533 bei Albrecht Glockendon

Lasterhaft ist nämlich, nach der neuen Lehre, das zölibatäre Leben, so daß wir nicht verwundert sind, auf einem polemischen Flugblatt des Peter Flötner[20] von 1535 die *bruch* am Stecken wiederzufinden. Eine satirische Prozession bewegt sich zwischen zwei Kirchen mit allen Zeichen der Verderbtheit. Vollgefressene, saufende und kotzende Mönche und ihr dicker, von Narren getragener Abt, werden von Nonnen gefolgt, deren Banner die wollüstige Bux ist. Statt des Breviers lesen sie in einem Tric-Trac-Brett. Wolfgang Brückner macht darauf aufmerksam, daß *trico-traco* im Italienischen noch heute ein Deckwort für den Beischlaf ist. Die letzten tragen einen Schweinskopf und Weinhumpen. Noch Mitte des 19. Jahrhunderts legt ein antikatholisches Pamphlet, eine Anthologie von Urteilen über Klöster und Mönche von einem »Freund des Fortschritts« gesammelt und 1841 in Bern gedruckt[21], dem Augustinerprediger Abraham a Sancta Clara in Wien einen Sermon in den Mund, den er Nonnen gehalten haben könnte, als sie ihm von Hosenträumen gebeichtet hatten:

20 Geisberg (wie Anm. 19), Bd. III, S. 790/91 Nr. 825/826; 14,9 x 55,8 cm; Brückner (wie Anm. 13), S. 89.
21 Anonym, Klosterspiegel in Sprichwörtern, Spitzreden, Anekdoten und Kanzelstücken, Bern 1841, S. 82.

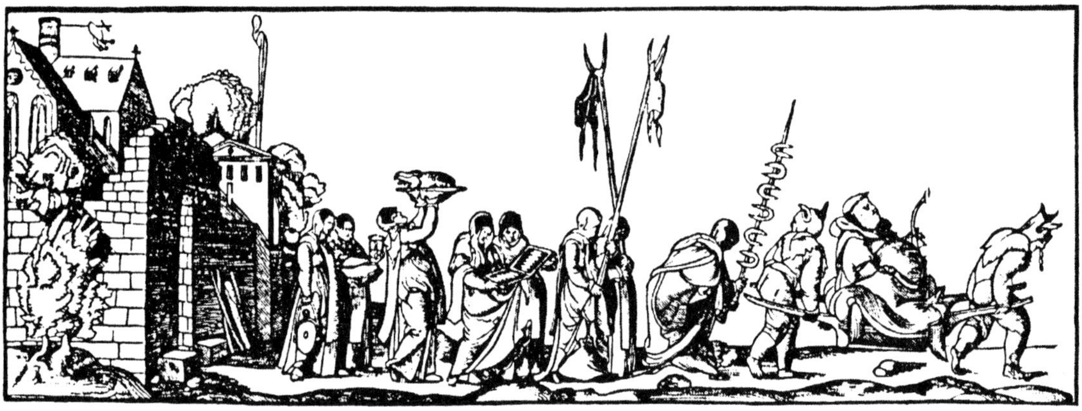

Peter Flötner, *Satirische Prozession* (Ausschnitt), Holzschnitt, Nürnberg 1535

»Was? ihr wollt Bräute Christi seyn? Christus hatte keine Hosen. Ist aber euer Bräutigam ohne Hosen, und ihr denkt an Hosen? Geht hin in das ewige Feuer! da werdet ihr Hosen sehen – feurige Hosen; diese werdet ihr angreifen und anziehen müssen. Was ist denn an einer Hose? Nichts – nichts ist hinter einer alten Hose, und wird nie etwas dahinter seyn. Der Mensch entsteht nicht aus der Hose, sondern aus nichts. Ihr Einfältigen! haltet die Hose für eine wunderschöne Sache; sie stinkt, sage ich euch, wie ein Bock, und ihr würdet erschrecken, wenn ihr eine alte Hose in ihrer wahren Gestalt sehen solltet. Verschließet euere Augen! Es ist Lumpenzeug, das man nicht einmal auf der Papiermühle gebrauchen kann. Amen«.

Schließlich finden wir die Hose als Siegespreis beim *Nasentantz zu Gümpelsbrunn.* Das satirische Schwankgedicht von Hans Sachs hat Nicolaus Meldemann in Nürnberg 1534 verlegt und mit einem Holzschnitt nach einer Vorzeichnung von Sebald Beham illustriert. Pittoreske Bauern mit abnormen Zinken umtanzen eine Stange, auf deren Spitze die Preise hängen: ein Kranz, ein Nasenfutteral und die *bruch.*[22] Dahinter sieht man zechendes, musizierendes und beim Kegelspiel in Streit geratenes Landvolk. Die Kirchweih ist in vollem Gang, wer die anzüglichen »Kleinodien« gewinnen wird, ist noch offen. Sie spielen alle drei auf Liebestüchtigkeit und Potenz an. Der erste Preis für den König mit der längsten »Nase« läßt an den Jungfernkranz denken, der zweite, die Nase, ist ein geläufiges Substitut für den Penis – zugleich sein Pendant und Spiegelbild[23] – und die aufgehängte *bruch* ist uns schon bei Urs Graf und Erhard Schön begegnet. Solche Bauernspottblätter, die dem Dörfler kein anderes Interesse als Fressen, Saufen, Huren und Streiten zugestehen, müssen im 16. Jahrhundert die Städter ungemein belustigt haben. Sie entwickelten sich zu einem eigenen, begehrten Genre. Als Quelle zur Erforschung wirklicher Kirchweihfeste sind sie allerdings mit Vorsicht zu lesen. Die Hosenpreise realer Wettbewerbe – Hans

22 Geisberg (wie Anm. 19), Bd. I, S. 242 Nr. 262; 39,6 x 36,3 cm; Brückner (wie Anm. 13), S. 86.
23 Jean Clair, Le nez de Giacometti, Paris 1992, S. 51 ff.

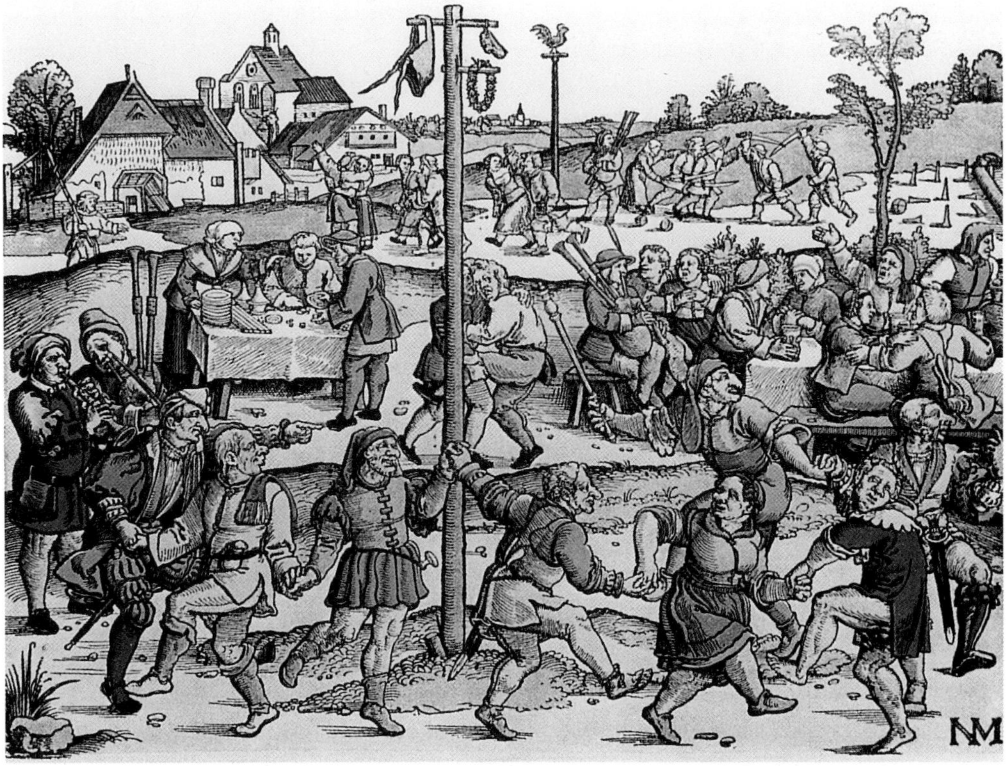

Hans Sebald Beham, *Der Nasentantz zu Gümpelsbrunn bis Sonntag,*
Holzschnitt von Nicolaus Meldemann, Verse von Hans Sachs, Nürnberg 1534

Moser weist auf erhaltene Rechnungen solcher »Hosenschießen« hin[24] – waren keine anzügliche *bruch*, sondern bestanden aus rotem englischem Tuch oder fertigen, voluminösen Pluderhosen, die außer männlicher Eitelkeit keinen weiteren Hintersinn hatten. Eine Schützenscheibe der Straßburger Schneiderzunft[25] aus dem Jahr 1809, die möglicherweise an einen solchen Hosenpreis erinnert, spielt jedoch wieder ganz eindeutig mit der Erotik. Ihr frivoles Thema kreist um männliche Beinkleider. Beinkleider, die eine energische Hausfrau beim Schneider für ihren Mann bestellt (»mit einem schönen Latz!«) und Buxen auf Wäscheleinen, die bei reschen Mädchen und überreifen Damen reißenden Absatz finden.

Verführerische, herrschsüchtige, lüsterne Frauen und geile Bauern, die alle das Hosensymbol brandmarken soll, sind nicht das schlimmste. Wirklich gefährlich ist das Wirken der Hexen. Der 1487 von den beiden Dominikanermönchen Jakob

24 Hans Moser, Volksbräuche im geschichtlichen Wandel, München 1985, S. 229.
25 Straßburg, Musée Alsacien.

Sprenger und Heinrich Institoris kompilierte *Hexenhammer* beschreibt ihre Macht und Bosheit in allen Einzelheiten. Eindeutig geht aus ihm hervor, daß der besondere Kampf dieser Unholdinnen dem Manne gilt, speziell seiner Zeugungskraft und Potenz. Sie treiben die Hosenschlacht auf die Spitze, rauben den Männern nicht nur Körperkraft, Ehre und Vernunft wie die schönen Frauen, sondern hexen ihnen reihenweise die Glieder weg, die sie dann auf Bäume kletternd aus Vogelnestern zurückholen dürfen – wenn sie Glück haben. Ein unvorstellbares Dickicht sexueller Phantasien, Wünsche, Schuldgefühle und Impotenzängste füllt dieses Handbuch umgetriebener Inquisitoren. Es geht nicht nur um Kastration, sondern um totale Entmachtung des männlichen Geschlechts. Sigrid Schade[26] hat diesen Kulminationspunkt des Geschlechterkampfs auf einigen Buchholzschnitten des 16. Jahrhunderts deutlich dargestellt gefunden. Die Predigtsammlung *Emeis* des Johann Geiler von Kaisersberg, die 1516 in Straßburg erschien, ziert bei der Homelie zum Mittwoch nach Reminiscere »Von Unholden oder von Hexen« eine Arbeit aus der Werkstatt Baldung Griens: Drei dieser Satansweiber sind am Höhepunkt ihres Zauberspuks angelangt. Dem hochgehaltenen Gefäß entweichen – wie einst Pandoras Büchse – unheilvolle Dämpfe. Der irdene Hafen ist ein Symbol wollüstiger Weiblichkeit. Schaurige Requisiten liegen am Boden verstreut. Links versucht ein Mann in der *bruch* einen Baumstamm hochzuklettern und streckt hilfeflehend die Rechte den Teufelinnen zu, die ihn nicht beachten. Die Gevatterin im Kleid, für die ihre nackten Gefährtinnen den Zauber veranstalten, schwenkt, auf einem Schemel reitend, an ihrem gegabelten Stecken einen Tuchfetzen, den Sigrid Schade zu Recht als die Hosen des unglücklichen Kletterers identifiziert. Im *Malleus maleficarum*[27] liest sich die Szene so:

»Was endlich von denjenigen Hexen zu halten sei, welche bisweilen solche Glieder in namhafter Menge, zwanzig bis dreißig Glieder auf einmal, in ein Vogelnest oder einen Schrank einschließen, wo sie sich wie lebende Glieder bewegen, Körner und Futter nehmen, wie es von Vielen gesehen ist und allgemein erzählt wird, so ist zu sagen, daß alles dies durch teuflische Handlung und Täuschung geschieht; denn also werden in der angegebenen Weise die Sinne der Sehenden getäuscht. Es hat nämlich einer berichtet, daß, als er das Glied verloren und er sich zu Wiedererlangung seiner Gesundheit an eine Hexe gewandt hatte, sie dem Kranken befahl, auf einen Baum zu steigen und ihm erlaubte, aus dem (dort befindlichen) Neste, in welchem sehr viele Glieder lagen, sich eines zu nehmen. Als er ein großes nehmen wollte, sagte die Hexe: ›Nein, nimm das nicht‹; und fügte hinzu, es gehöre einem Weltgeistlichen.«

Die gleiche Begebenheit hat ein anonymer Xylograph für das Büchlein über Zauberei *Deß Teuffels Nebelkappen* von Paulus Frisius, Frankfurt am Main 1583, nachgeschnitten. Noch deutlicher ist hier die Hosenstandarte zu erkennen.

26 Sigrid Schade, Schadenzauber und die Magie des Körpers. Hexenbilder der frühen Neuzeit, Worms 1983, S. 107, 111 Nrn. 47 u. 50.

27 Jakob Sprenger/Heinrich Institoris, Der Hexenhammer, München 1993[11] (dtv klassik 2162), Teil II, S. 85.

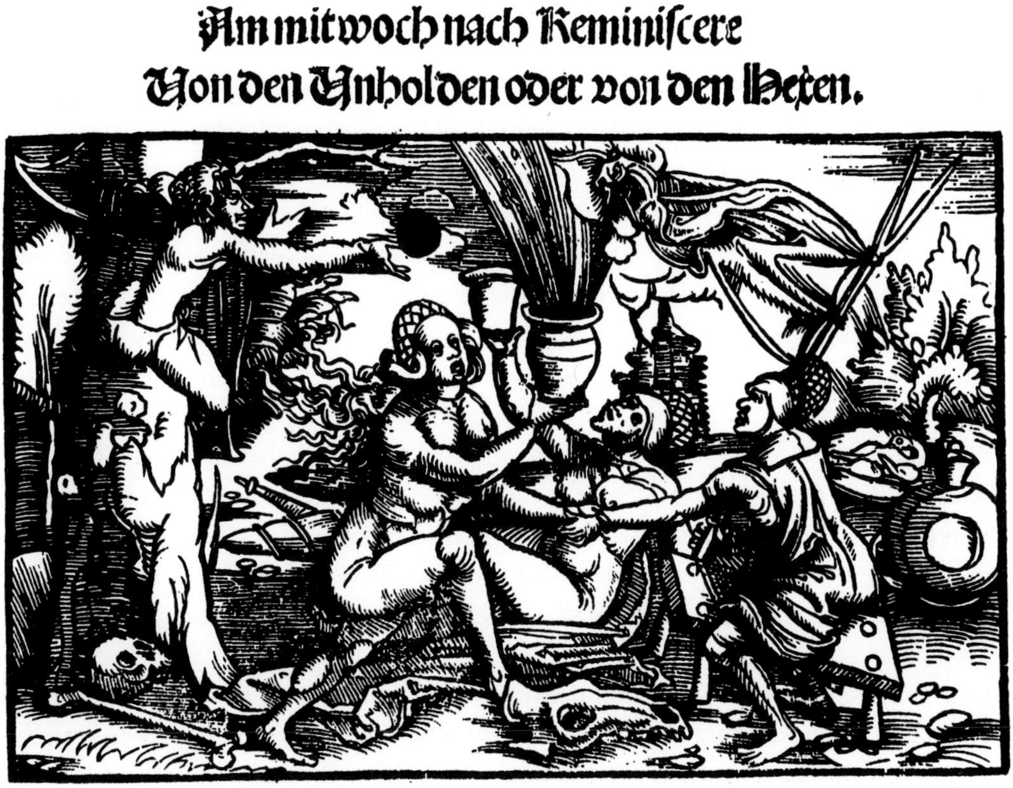

Werkstatt von Hans Baldung Grien, *Von den Unholden oder von den Hexen,*
Buchholzschnitt aus Johann Geiler von Kaisersberg: *Die Emeis*, Straßburg 1516

Endgültiger als alle Zauberkünste der Hexen rauben Alter und Tod die Virilität. Auch das kann in der Bildersprache durch Beinkleider ausgedrückt werden, wie es ein anonymer Holzschnitt zu Pamphilus Gengenbachs Fastnachtsspiel *Die zehn alter dyser welt*[28] tut. Der Hundertjährige liegt, vom Einsiedler, der durch das Spiel führt, begleitet, eben verstorben im Bett, an dessen Kopfteil seine *bruch* baumelt. Drastisches Symbol für das Ende von Macht und Potenz, das der finale Vers der 1515 von Basler Bürgern aufgeführten und im selben Jahr edierten Moralität schon so ausdrückt, wie es die Bilderbogen der Lebenstreppe bis zu Schwelle unseres Jahrhunderts tun: »Hundert jor nun gnod dir got«. Ob die möglicherweise von der Bühnenaufführung beeinflußten Holzschnitte auch das Detail der »toten Hose« aus der Theaterpraxis übernahmen, ist freilich nicht nachzuweisen.

28 Andersson (wie Anm. 17), S. 61 Abb. 48; Ausstellungskat. Die Lebenstreppe – Bilder der menschlichen Lebensalter, Köln 1983, S. 34, 93f., 104f.

Die Hose macht den Mann

Im 15. Jahrhundert hatten sich die kurzen Wämse in der Männermode allgemein durchgesetzt. Knöchellange, von den Römern ererbte Tuniken trugen nur noch ganz alte Leute und Kinder. Als Amts- und Kirchentracht erhielten sie sich bis heute. *Bruch* und *hosen* wuchsen zu einem einzigen eng anliegenden Kleidungsstück zusammen. *Hose* setzte sich dafür als Bezeichnung durch und *bruch* geriet im Laufe des 17. Jahrhunderts in Vergessenheit, nachdem sie um 1600 sogar als Bildmotiv endgültig abgetreten war. Das Untergewand mauserte sich zu Oberhosen aus mehr oder minder kostbaren Stoffen. Die aufwendigsten waren mit Bändern verziert und kräftig bunt. In zerschnittenen und geschlitzten Kniehosen gefielen sich deutsche Landsknechte. Jedes Bein wies ein anderes Muster auf, auch die Farben konnten verschieden sein, je asymmetrischer desto besser. Kontrastierende Futterstoffe waren durch viele Öffnungen sichtbar. Immer weiter wurden diese angeberischen Pluderhosen, sie verschlangen viele Ellen Stoff. Schon 1555 erschien in Frankfurt an der Oder eine harsche Verdammung dieser extravaganten Mode von dem evangelischen Prediger Andreas Musculus mit dem Titel *Vom Hosen Teuffel.* Aber die phantastischen Beinkleider der Landsknechte gefielen und wurden auch von anderen Ständen adoptiert. Schließlich haben sie sogar die männlichen Mitglieder des Adels und des Patriziats getragen. Schlitze, Lätze, Schamkapseln und Protzpolster dieser hocherotischen Renaissancehosen stellten das männliche Geschlecht demonstrativ zur Schau.

Läßt man – stark vereinfachend – die Landsknechtsaufmachung als befreiende Mode der Reformation gelten, kann man sie mit der strengen spanischen Tracht der Rekatholisierung konfrontieren. Sie nahm vom Hof Karls V. kurz nach seiner Krönung in Wien 1519 ihren Ausgang und wurde rasch von einigen süddeutschen Fürsten aufgegriffen. Sehr kurze, gepuffte Hosenwülste über langen Strümpfen in vorzugsweise dunklen Farben gaben den Trägern eine gestelzte Steifheit. Die Beinkleider waren meist ausgepolstert, um ihren tadellosen Sitz zu garantieren. Der Eindruck einer perfekten Verpackung gab den Herren etwas Unnahbares, obschon auch sie mit Braguette und verzierten Schamkapseln protzten, die nicht selten den erigierten Penis imitierten. Im 17. Jahrhundert verschwand diese Zurschaustellung männlicher Potenz aus der Kleidung.

In der Mitte des 17. Jahrhunderts schlüpften modebewußte Herren kurze Zeit in die affektierten *Rhinegrave* – angeblich vom Rheingrafen Salm, Botschafter in Paris, kreiert – die mit ihren vielen Schleifen und Spitzen und ihrem weiten Schnitt einem Rock nicht unähnlich waren und das starke Geschlecht effeminisierten. Nach 1670 kamen edle Stoffe und klare Schnitte in Mode, die *culotte* trat aus Frankreich kommend ihren Siegeszug an[29]. Diese knapp sitzende Kniehose zum bestickten Justaucorps getragen, bestimmte die nächsten hundert Jahre das maskuline Erscheinungsbild, bis um 1770 die Söhne des englischen Landadels in bequemen langen Hosen und Stiefeln herumliefen.

Bei Hofe und in traditionellen Kreisen gehörte die Kniehose unbedingt zur korrekten Kleidung. Während der französischen Revolution geriet sie als Symbol des alten Herrschaftssystems in Verruf und wurde von den formlosen, weiten *Pantalons* der Matrosen, Fischer und untersten Arbeiterschicht vorübergehend verdrängt. Die *Sans-culottes* und alle, die sie imitierten, bestimmten in den neunziger Jahren das Straßenbild. Im Kaiserreich und während der Restauration kam die Kniehose wieder. Erst nach 1830 zog sie sich aufs Land zurück, wo sie Bestandteil fast aller traditionellen Männerkostüme blieb, bis auch die Dörfler die Stadtmode übernahmen. Die Röhrenhose des 19. Jahrhunderts wandelte sich nur noch geringfügig, wurde weiter oder enger, bekam Aufschläge oder nicht, die Farben blieben gedeckt, Karos und Streifen sorgten für Abwechslung. Den größten Einschnitt im 20. Jahrhundert brachten – sieht man von der im ersten Jahrzehnt aufgekommenen schnittigen Bügelfalte ab – die Jeans. Die Geschichte des Männerbeinkleids ist mehrfach ausführlich und anschaulich untersucht worden[30], so daß dieser rapide Überblick genügen mag und wir uns wieder seiner symbolischen Bedeutung zuwenden können.

Diese drückt sich am häufigsten im Streit um die Hosen aus, dem wir in den zwei folgenden Kapiteln nachgehen. Wenn sich in der ersten Hälfte des 18. Jahrhunderts Komödianten damit befaßt zeigen, soll das weniger Emotionen auslösen, als befreiendes Lachen. Da führt uns nämlich Arlecchino mit schwarzer Schleiermaske, im bunten Rautenkostüm Hose und Rock als Kontrahenten vor. Der von Johann Georg Merz in Augsburg verlegte Kupferstich[31] ist *Die Herrschaft der Hosen* betitelt und inspiriert sich ausgiebig an einer Harlekinfigur, deren komische Attitüden Claude Gillot (1673–1732), der Lehrer Watteaus in Paris, in der Stichfolge *Le Théâtre italien* festhielt. Das Interesse an der *Commedia dell'arte* garantierte dem Augsburger Blatt Aufmerksamkeit und der gewitzte Harlekin ersetzt den älteren Narren, der bei Hosenzänken wiederholt den Kommentator spielt. Merz editierte auch noch ein weibliches Pendant[32] in einer Robe mit dem obligaten Dreiecksmuster. Diese Columbine hält eine Latzhose in Händen und schaut enttäuscht auf die Laterne in ihrer

29 Ingeborg Weber-Kellermann, Von den »Culottes« des Rokoko zum modernen Beinkleid, in: Volkskunst, 11. Jg. Heft 2, Mai 1988, S. 15–20.
30 Loschek (wie Anm. 9), S. 258 ff.; Wolter (wie Anm. 4); Eva Stille, Symbol des Mannes, Kleidungsstück für Alle, in: Ausstellungskat. Kleider und Leute, Bregenz, Renaissance-Palast Hohenems, 1991.
31 München, Stadtmuseum, Sammlung Günter Böhmer; 31 x 20,5 cm; abgeb. in: Ausstellungskat. Emanzipation, Paris, Goethe-Institut, 1980, S. 77 Nr. 32.
32 Eduard Fuchs, Die Frau in der Karikatur, München 1906, S. 81.

Linken. Der *Das vergebliche Suchen* überschriebene Text erklärt in deutsch und französisch,daß sie zwar die Hose ergattert habe, aber die Herrschaft darin nicht finden könne.

Trotzdem ist es die *culotte*, die am Ende des Jahrhunderts auch als Symbol der Herrschaft der Aristokratie über den dritten und vierten Stand herhalten muß. Die dem beredten Abbé Maury[33] zugeschriebene Erfindung der abschätzigen Bezeichnung für die Träger langer Hosen während einer Ständeversammlung – »Monsieur le Président, faites taire ces sans-culottes« – wurde zum Ehrentitel republikanischer Gesinnung. Sogar die Vorstellung vom *Sans-culotte Jésus* kam in Umlauf und bewegte die Massen.[34] Louis-Sébastien Mercier, der Chronist von Paris im ausgehenden 18. Jahrhundert, schrieb in seiner 1798 publizierten Revolutionsgeschichte: »Wer hätte gedacht, daß unser Herr Jesus Christus der *Sans-culotte Jésus* genannt wird, daß er keinen anderen Beinamen in den Zeitungen, Gerichtshöfen, bei den Jakobinern trägt und daß es kein Hohn ist, sondern ein echter Ehrentitel, der ihm verliehen wurde«. Sogar Camille Desmoulins, der mit seinen republikanischen Reden und Artikeln im *Vieux Cordelier* die Revolution geschürt hatte, verglich sich mit dem Nazarener, als er selber vor ihrem Tribunal stand: »Ich habe das Alter des Sansculotten Jesus als er starb, 33 Jahre«.

Aber auch die freiheitstrunkenen Pantalonträger verlangten weiterhin die Unterwerfung der weiblichen Spezies. Karikaturisten wurden im 19. Jahrhundert nicht müde, den Geschlechterstreit auf Besitz oder Verlust der Hose zu konzentrieren. Allein Daumier glossierte das Thema immer wieder. Diese überdimensionierte Bedeutung eines banalen Kleidungsstücks läßt vermuten, daß in jeder Bux ein wenig von der Kraft der elchledernen *Hosen des Herrn von Bredow* steckt. Dieser zur Regierungszeit Kurfürst Joachims I. (1499–1535) in der Mark Brandenburg spielende Roman von Willibald Alexis, der 1846–48 in zwei Teilen in Berlin erschien, dreht sich ganz und gar um die ererbten Talismanhosen des Herrn auf Hohen-Ziatz im Havelland. Der ist fest davon überzeugt, daß »wo einem ein Ritt gut gelang, eine Fehde gut ausschlug, eine Hochzeit zustandekam, eine Ernte gesegnet war, immer stak's in den Hosen«, und – können wir hinzufügen – auch daß er nicht am Galgen endet, verdankt Herr Gottfried seinem Leibkleid. Fontane hat das hinreißend beschrieben[35]:

33 Barrau, Histoire de la Revolution, 1862², S. 134; Jean-Siffrein Maury (1746–1817), Kardinal, Mitglied der Académie française und Kanzelredner aus Valréas (Vaucluse).

34 Das Zeitalter der europäischen Revolution, Fischer Weltgeschichte Bd. 26, hrsg. und verfaßt von Louis Bergeron, François Furet, Reinhart Koselleck, Frankfurt a. M., S. 64; Louis-Sébastien Mercier, Le Nouveau Paris, Paris 1789, S. 1798, Bd. I Kap. XVII, S. 92.

35 Theodor Fontane, Willibald Alexis (1872), in: Sämtliche Werke, hrsg. von Kurt Schreinert, Bd. XXI/I München 1963, S. 184 f.

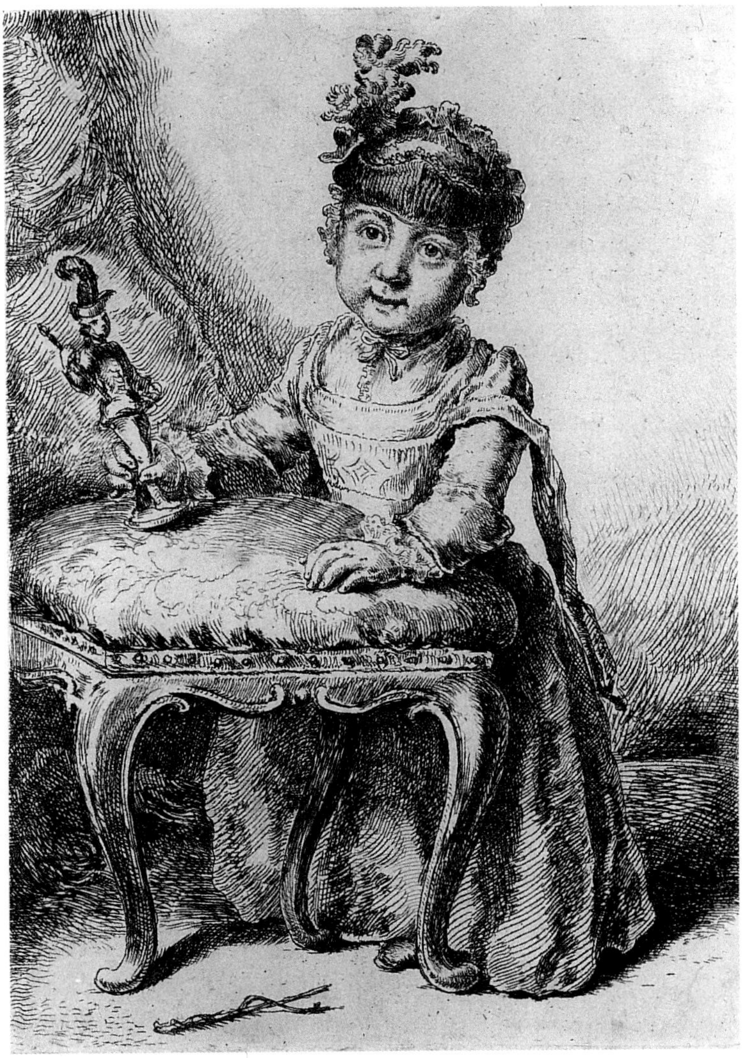

Joachim Martin Falbe, *Kronprinz Friedrich II. von Preußen im Röckchen*, Radierung, Berlin 1715, Kunstsammlungen der Veste Coburg

»Die ›Hosen‹ bilden in diesem Roman etwa denselben Mittelpunkt wie das Rolandsbild in dem ›Roland von Berlin‹. Doch ist in dem Hosenroman alles viel konzentrierter und dadurch auch viel wirksamer. Um die Elensbüchsen dreht sich in ebenso unmittelbarer wie ergötzlich-gemütlicher Weise von Anfang an die ganze Geschichte, sie spielen nicht nur mit, sie sind Held und Clown zugleich, und aller Wundersegen, der nur je an etwas Äußerlichem gehaftet hat, wir erwarten ihn von diesen Inexpressibles. Wir gewinnen sie lieb, wir sorgen uns, wenn sie fehlen, wir freuen uns, wenn sie wieder da sind. Die Kunst, mit der dies durchgeführt ist, und zwar ohne irgendwo oder -wie anstößig, albern oder langweilig zu werden, ist außerordentlich. Das wenige, das sich von Marotte und Schelmerei mit einmischt, stört nicht, sondern steigert vielleicht nur noch die Wirkung ...«.

Auch die Bemerkung im Grimmschen Wörterbuch, »Hose« werde in gewählter Sprache gern vermieden und durch »Beinkleid« ersetzt, was zu den »Unaussprechlichen« führt, illustriert uns Theodor Fontane an Alexis' Roman. *Effi Briest*[36] läßt sich nämlich, nachdem sie Kessin fluchtartig verlassen hat und in Berlin die Kranke mimt, von ihrem Kindermädchen Roswitha Romane aus der Leihbücherei holen. Auf der Liste stehen auch *Die Hosen des Herrn von Bredow*. Aber diesen Titel zu verlangen, geniert sich Roswitha, so schneidet sie die fatale Zeile einfach ab.[37]

Natürlich kann sich nicht jedes Beinkleid mit Bredows Hosen messen, aber bedeutungsvoll sind sie alle. Das verrät schon die Wichtigkeit, die ihre Erlangung im Leben jedes einzelnen bis zum Beginn unseres Jahrhunderts hatte. Denn die allerersten Lebensjahre trugen Knaben wie Mädchen Kittel, Röckchen oder Kleider. Mit vier, fünf, manchmal erst mit acht Jahren schlüpften die kleinen Männer in die erste Hose, ein Ereignis, das sie fürs Leben prägte. Elias Canetti[38], 1905 geboren, erinnert sich in *Die gerettete Zunge* an den Vorgang:

> »Vier Jahre lang blieb ich das einzige Kind, und während dieser ganzen Zeit trug ich Röckchen wie ein Mädchen. Ich wünschte mir, wie ein Junge in Hosen zu gehen, und wurde immer auf später vertröstet. Dann kam mein Bruder Nissim zur Welt, und zu diesem Anlaß durfte ich die ersten Hosen tragen. Alles was sich bei dieser Gelegenheit ereignete, erlebte ich mit großem Stolz in Hosen, und aus diesem Grunde wohl habe ich es mir in jeder Einzelheit gemerkt ... An der Tafel ging es dann heiter zu, ich führte meine Hosen spazieren. Ich ruhte nicht, bis jeder der Gäste sie bemerkt hatte, und wenn neue kamen, lief ich ihnen zur Tür entgegen und blieb erwartungsvoll vor ihnen stehen«.

Alle Stände steckten schon aus Gründen der Hygiene ihre Sprößlinge in die geschlechtsneutralen Kleider, bis sie wirklich sauber waren. Die überlieferten Bildzeugnisse berockter Knaben, an denen kein Mangel ist, stammen freilich fast immer aus der Oberschicht. Vor allem die kleinen Prinzen der europäischen Höfe wurden in Robe porträtiert und durch spezifische Attribute von den Mädchen unterschieden: Straußenfedern am Barett, Ordensschärpen, Männerkragen, Miniaturwaffen, typisches Knabenspielzeug oder ein Hund lassen trotz Rock und häufig auch noch Schürze keine Zweifel am Geschlecht aufkommen. Überdies unterscheiden sich bei genauerem Zusehen die Kleider von Mädchen und Knaben im Zuschnitt erheblich. Nach den Windeln der Säuglingszeit legten beide Geschlechter lose fallende Kittelchen an, aber bald schon, als Drei- und Vierjährige trugen vornehme Knaben eine

36 Theodor Fontane, Effi Briest (1895), in: Sämtliche Werke, hrsg. von Kurt Schreinert, München 1959, Bd. VII Kap. 23, S. 340 f.

37 Nachfahrin dieser Roswitha ist das Fräulein Emilie Hering, Emmi genannt, die in Günter Grass' Roman »Ein weites Feld« auf »Die Hosen des Herrn von Bredow« und eine eventuelle Verwandtschaft mit dem Autor angesprochen, jede Beziehung energisch verneint: »Außerdem les ich keine unanständigen Bücher, in denen es um Hosen und so was geht.« Günter Grass, Ein weites Feld, Göttingen 1995, S. 80.

38 Elias Canetti, Die gerettete Zunge – Geschichte einer Jugend, München 1977, S. 21 f.

Art steifer, vorne geknüpfter Soutane, wie Philippe Ariès[39] ihre Kleider für das 17. Jahrhundert so plastisch benannt hat. Natürlich veränderte sich die Kinderkleidung im Laufe der Zeit. Regionale und soziale Unterschiede müssen berücksichtigt werden. Barbara Purrucker[40] gibt einen reich bebilderten Überblick der Entwicklung. Ihre Bildquellen kann man durch Epitaphe im Hätschelalter verstorbener Fürstensöhne ergänzen, wie etwa das 1618 errichtete, für Herrn Moritz Graf zu Nassau und Saarbrücken, der, 18 Wochen alt, im langen weißen Kleidchen vollplastisch in einer Nische der Stiftskirche Sankt Arnual in Saarbrücken steht.

Erfinden mußte man diese praktische Kinderkleidung nicht. Als nämlich im 14. Jahrhundert die knöchellangen Tuniken der Männer immer kürzer wurden, folgten ältere Leute und Kinder dieser Mode nur zögernd, so daß für sie erst ganz allmählich der Übergang zu einer unter dem geschrumpften Rock sichtbaren Hose notwendig wurde. Deshalb entwickelte sich erst im 16. Jahrhundert die Behosung der Knaben zum markanten Ereignis der frühen Kindheit Die meisten erinnern sich genau an diesen ersehnten Übergang. Mit sieben Jahren, um 1525, erhielt der Kölner Handelsmann Hermann von Weinsberg Bruch, Hosen, Wams und Überrock, genau wie die Großen.[41] Diese Metamorphose wurde oft als kleines Fest begangen, mit Kuchen und Schokolade. Felix, der Sohn des schweizer Humanisten Thomas Platter, erinnert sich in seiner Lebensbeschreibung, daß er 1541, im Alter von fünf Jahren, an einem Sonntag die ersten Hosen angelegt bekam. Sie waren rot und zur Einweihung aß er so viele Kirschen, »daß mein Freud in Leid verkehrt wardt und man mich wieder ufnesteln und die Hosen abziehen mußt und wäschen«[42]. Vielfach war es Sitte, daß der Pate die ersten Hosen schenkte.[43]

Es fehlt nicht an Beschreibungen dieses Einschnitts, aber bildliche Darstellungen des Vorgangs gibt es kaum. So ist eine Radierung Olivier Perrins[44], die 1808 in *La galerie des moeurs, usages et costumes des Bretons de l'Armorique* erschien, ein willkommenes Dokument. Man sieht Corentin, den Held dieser bretonischen Lebensgeschichte in kommentierten Bildern, im Stall des elterlichen Hofes, wo Störschneider

39 Philippe Ariès, L'enfant et la vie familiale sous l'Ancien Régime, Paris 1973, S. 75 ff.

40 Barbara Purrucker, Knaben in »Mädchenkleidern«, in: Waffen- und Kostümkunde, Bd. 17, 1975, Heft 1 u. 2, S. 71–89 u. 143–161; Ingeborg Weber-Kellermann, Lebenszyklus und soziale Schichtung, in: Ethnologia Europaea 1987, Bd. XVII, S. 111–115.

41 Hans Boesch, Kinderleben in deutscher Vergangenheit, Leipzig 1900 (Reprint 1979) S. 39.

42 Boesch, S. 39.

43 Hanns Bächtold-Stäubli (Hrsg.) unter Mitwirkung von Eduard Hoffmann-Krayer, Handwörterbuch des deutschen Aberglaubens, Berlin/Leipzig 1927–1942, 10 Bde. (Reprint Berlin/New York 1987), Bd. IV, Sp. 405; Roger Pinon, L'Enfance en Wallonie, Liège 1973, S. 69.

44 Ausstellungskat. Olivier Perrin (1761–1832), Saint Brieuc/Quimper 1989/1990, S. 64. Von den 160 geplanten Radierungen, die in 40 Lieferungen das Leben dieses exemplarischen Bretonen von der Geburt bis zum Tod schildern sollten, erschienen 1808 nur 24 Blatt. Posthume Ausgaben ergänzten diese erste Edition auf 156 Blatt. Die letzte Ausgabe erschien als *Breiz-Izel* ou *Vie des Bretons de l'armorique*, Quimper 1977.

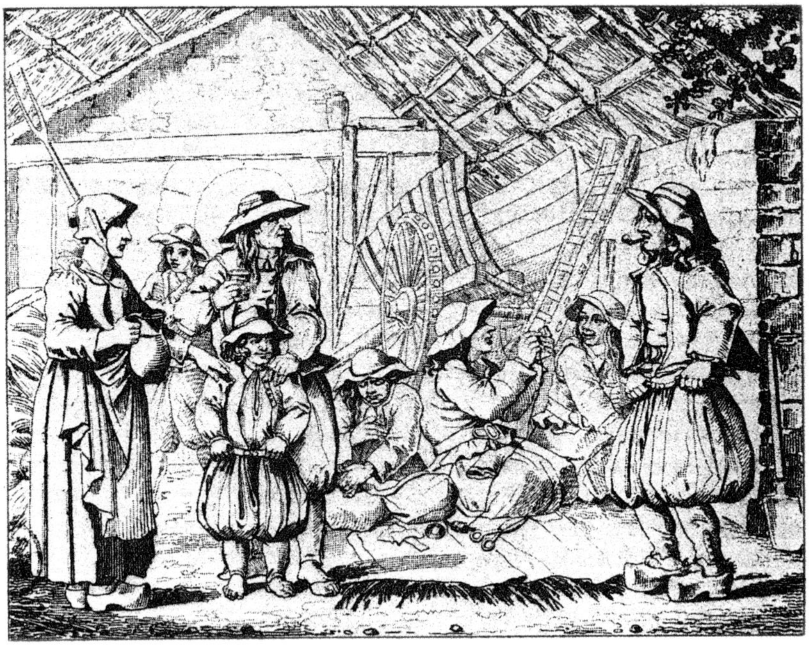

Olivier Perrin, *La première culotte*, Radierung, Quimper 1808,
in: *La galerie des moeurs, usages et costumes des Bretons de l'Armorique*

seine ersten *bragou-braz*, diese Pluderhosen des Regionalkostüms um Quimper, anfertigen. Der Achtjährige probiert sie eben an. Sein Vater, dessen verkleinertes Ebenbild er in ihnen ist, zeigt, wie sie den richtigen Sitz erhalten. Der Schneidermeister, der ihn mit der Linken präsentiert, wird von der Mutter des Knaben in diesem feierlichen Augenblick mit Cidre bewirtet. Corentin, eben noch im langen Leinenhemd des Kleinkindes, hat nun auf die Bezeichnung *paotr* (Knabe) Anspruch und strahlt bereits etwas von seiner künftigen männlichen Autorität aus. Auf dem folgenden Blatt stellt ihn die stolze Mutter beim Kirchgang den Nachbarinnen in seiner neuen Männlichkeit vor.

Wie der Regionalschriftsteller Pierre Jakez Hélias diesen Einschnitt in der Bretagne noch zu Beginn der zwanziger Jahre erlebt, schildert er in seinen Erinnerungen[45]. Er war fünf, fieberte diesem Ereignis entgegen und hatte es bereits mehrmals unter Tränen erbettelt, denn eine zu lange Verzögerung ließ glauben, der Unbehoste könne ein solches Kleidungsstück nicht sauber halten. Hänseleien Gleichaltriger waren da zu ertragen. Die Mütter freilich verzögerten die *pantalonnage*, vielleicht weil sie fühlten, daß sich die Söhne damit einen Schritt aus ihrer Obhut fortbewegten. Dann ist es soweit:

45 Pierre J. Hélias, Le Cheval d'Orgueil – Mémoires d'un breton du pays bigouden, Paris 1975, S. 67 ff.

»Schließlich finde ich mich im Besitz eines kleinbürgerlichen Kleidungsstücks aus braunem Tuch, das zu groß ausgesucht wird, damit ich hineinwachsen kann. Seit dem Krieg kleidet man die bretonischen Buben nicht mehr in die verkleinerte Tracht ihrer Väter. Nun muß nur noch die nahe Verwandtschaft zum Fest der Behosung geladen werden. Zehn oder zwölf sitzen um den Tisch und haben schon den Braten angeschnitten, als mich Tante Lisette, die mich nebenan sorgfältig geputzt hatte, in meinem Staat vor sie hinführte, wobei ich trotz eines verdrehten Hosenträgers tapfer lächelte. Ausrufe und Komplimente ohne Ende. Man nennt mich »junger Mann«. Und jemand sagt »Jetzt kann er zur Schule gehen«.

Mit der Behosung war die Zeit des Neutrums vorbei. Die Knaben gewahrten ihre maskuline Bedeutung. Dieser wichtige Übergang kann zum Bezugspunkt werden, wie bei dem 1914 geborenen schweizer Buben, der seine Erinnerungen mit der Zeitangabe »Wo n'i no ä Maidli gsi bi« zu datieren pflegte. Auch dem kleinen Müllersohn Stefan Andres[46], der seine moselländische Kindheit in Schweich bei Trier verbrachte, war die Mannwerdung ein unvergeßlicher Augenblick. In seiner romanhaften Autobiographie *Der Knabe im Brunnen* erzählt er, immer, wenn er seinen Vater begleiten wollte, hieß es:

»›Nein, nein‹, sagte er und hob mich neben sich auf die Mehlsäcke, ›du hast ja noch en Röckelchen an. Wenn du en Bux hast, dann hol ich dich mit in den Hag.‹
›Wo is de Hag, Vatter?‹
›Hinterm Berg, an der Mosel!‹
›Hann da all Kinder Buxen an?‹
›Nur de Jungen!‹
›Hann die Mädcher kein Buxen?‹
›Unterbuxen, wat weiß ich!‹
›Warum hann die Mädcher kein Buxen?‹
›Ach, du bis net gescheit, dat fehlt noch gerade, dat die Mädcher – nänä, die kriegn kein Buxen. Dat is nun mal so, en Mann muß de Buxen anhaben, die Frauleut hann Röck!‹
Ganz plötzlich brach ich in Schluchzen aus. Und rief laut, daß ich auch Buxen haben und auch mit in den Hag fahren wollt und daß ich doch kein ›Fraumensch‹ wär.«

Er erschmeichelt sich rote Höschen von der Mutter, muß sie aber vorerst noch unterm Röckchen tragen. Trotzdem fühlt er sich jetzt als »Mannskerl«.

Die ersten Hosen der Knaben imitierten zunächst die jeweils herrschende Herrenmode en miniature. Aber schon um 1770 – lange vor den Erwachsenen – trugen sie bequeme Beinkleider *à la matelot*, die bis zu den Knöcheln reichten. Im Laufe der Zeit wurden sie kniekurz, bis die typischen Knabenhosen zu Beginn unseres Jahrhunderts am Oberschenkelansatz endeten. Damit ergab sich ein zweiter Übergang: die erste lange Hose. Traditionellerweise war sie – zumindest in Mittel- und Unterschicht – zur Erstkommunion oder Firmung beziehungsweise Konfirmation fällig. Bürger-

46 Stefan Andres (1906 geboren), Der Knabe im Brunnen, München 1953, S. 24f.

söhne fühlten sich Lehrlingen gegenüber, die nach ihrer religiösen Initiation langbehost blieben, im Nachteil, steckte man sie doch oft bis zum Abitur in kurze Hosen, dieses »beschämende Kennzeichen einer verzögerten Kindheit«[47]. Die kurze Hose überspielt oder leugnet gar die Geschlechtsreife ihrer Träger. Wieder einmal waren Hosen zum Symbol geworden, schieden selbständige Erwachsene von abhängigen Adoleszenten.

Die wütenden Frauen

Symbolische Bedeutung hatte auch die Männerjagd der Frauen auf dem Nachhauseweg von einem Barselhusfest in Schleswig-Holstein. Dort waren – wie in vielen anderen Gegenden Europas auch – festliche Zusammenkünfte aller Helferinnen bei einer Geburt üblich. Eingeladen wurden ausschließlich verheiratete Frauen oder Witwen der Nachbarschaft, des Viertels, manchmal des ganzen Dorfs. Bei diesen als *Frawen Versammlung* schon 1601/1605 und 1615[48] belegten Wochenfesten, die später *Kindsfuß* und schließlich *Barselhusfest*, von dänisch *barsel* – Niederkunft – genannt wurden, gab es Kaffee und Kuchen, darauf Bier, Grog, Punsch oder Branntwein, alles in beeindruckender Quantität[49]. Diese Üppigkeit veranlaßte immer wieder Einschränkungen oder Verbote der aufwendigen Schmausereien. Karl-Sigismund Kramer hat Polizeiordnungen und ihre aktenkundig gewordenen Übertretungen für die Zeit zwischen 1550 und 1800 ausgewertet. Diese Quellen ereifern sich über die »ausschweifende und zumal dem weiblichen Geschlecht unanständige Art (sich zu) belustigen« (1778), wollen von »öffentlichen skandalösen Umzügen« aus früherer Zeit gehört haben (1842), ja sprechen von »außerordentlichen Excessen«. Was damit gemeint sein könnte, erfahren wir erst aus Aufzeichnungen des Volkskundlers Andreas Lorenzen, der zur Zeit des Zweiten Weltkriegs Schleswig durchzog und ältere Leute nach diesem Fest befragte.[50]

Für uns ist der Heimweg der trunkenen Frauen interessant. Von halbwegs ritualisierter Sitte autorisiert, jagten sie jeden Mann, den sie antrafen, zwangen ihn zum

47 Ariès (wie Anm. 39), S. 75.

48 Karl-Sigismund Kramer, Volksleben in Holstein (1550–1800) – Eine Volkskunde aufgrund archivalischer Quellen, Mühlau/Kiel 1987, S. 243 ff.

49 Der nordschleswiger Genremaler August Wilckens (1870–1939) hat ein solches Barselhusfest höchst lebendig festgehalten: sieben stattliche Matronen in heimischer Feiertagstracht sitzen um einen Kaffeetisch und begutachten das Neugeborene, das eine von ihnen im Arm hält. Ein Holzstich von M. Weber nach dem Gemälde befindet sich im Medizinhistorischen Museum der Universität Zürich. 17,3 x 22,5 cm.

50 Andreas Lorenzens Aufzeichnungen werden im Manuskript in der dänischen Volkskundesammlung (Dansk Folkemindesamling) in Kopenhagen verwahrt. Auszüge in: Slesvigland, 6. Jg. 1985 Heft 5 u. 6, S. 133–139 u. 184–188.

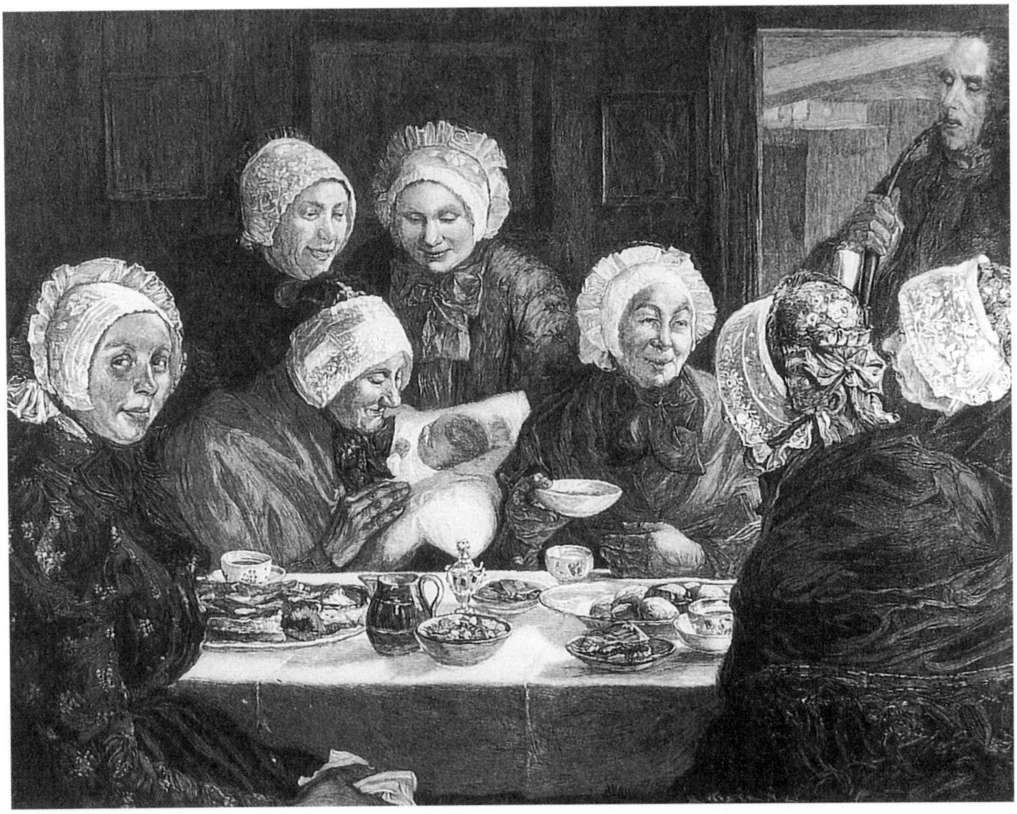

Besuch des Neugeborenen in Nordschleswig,
Holzstich von M. Weber nach einem Gemälde von August Wilckens (1870–1939),
Zürich, Medizinhistorisches Museum der Universität

Tanz, küßten ihn ab, entrissen ihm Hut und häufig auch die Hosen und enteilten mit den eroberten Trophäen. Gelegentlich steigerte sich ihre Rage derart, daß sie das mehr oder minder nackte Opfer an einer um seinen Penis gebundenen Schnur durch die Gassen zogen. Die 1941 befragten Männer zeigten sich von diesen seit dem ausgehenden 19. Jahrhundert bis etwa zum Ende der zwanziger Jahre noch erinnerlichen weiblichen »Exzessen« entsetzt und waren ratlos. Die Frauen vermieden das Thema des Heimwegs oder berichteten Begebnisse, die sie vom Hörensagen kannten, so daß die wirklichen Vorfälle schwer faßbar bleiben. Aber es ist klar, daß sie sich mit der Wöchnerin solidarisierten und das Sexualwesen Mann, das nur die Freuden der Zeugung und nicht die Schmerzen der Geburt tragen muß, stellvertretend in jedem erreichbaren Exemplar »bestraften«. Dieser kurze Augenblick ihrer Stärke, wo sie den Spieß umkehren durften, mag Ventil für manche erlittene Demütigung gewesen sein und fiel dementsprechend mehr oder minder aggressiv aus.

Überraschenderweise war – glaubt man der Umzeichnung Louis Maeterlincks[51] – eine Szene dieser Art auf einem heute verstümmelten Miserikord des 16. Jahrhunderts in der Kirche Saint-Materne im flämischen Walcourt dargestellt. Sollte das bislang ungedeutete Motiv in Belgien ähnliche Hintergründe wie unser Barselhusfest in Schleswig-Holstein gehabt haben?

Dort war am Tag nach der Schmauserei der Spuk vorüber. Die Frauen gebärdeten sich wieder respektabel und gehorsam, die betroffenen Männer schwiegen, die meisten Mitbürger wollten nichts bemerkt haben und selbst dem Feldforscher fiel es schwer, präzise Auskünfte über den Heimweg zu erhalten, um Phantasie und Realität zu scheiden.

Die Bedeutungsvielfalt von Besitz oder Verlust der Hosen muß immer wieder aus dem Kontext bestimmt werden. Konnotationen von Herrschaft und Erotik können in jedem Mischungsverhältnis enthalten sein. Das Fehlen der Beinkleider macht zum Narren und Pantoffelhelden, ihre Wegnahme bedeutet Entmachtung und Kastration oder symbolisiert den Tod des Hundertjährigen. Der Raub kann aber auch – harmloser – den Mann als Sexualwesen demütigen und lächerlich machen, wie es während des Nachhausewegs von einem Barselhusfest in Schleswig verschiedentlich der Fall gewesen sein mag. Beinkleider signalisieren Lebensstufen oder politische Gesinnungen: man denke an die Sansculotten und die Jeans im Mai 1968. Gelegentlich sind sie Talismane wie die Elchledernen des Herrn von Bredow. »Wer sie besitzt, ist frei«, versichert ein französisches Sprichwort. Kein Wunder, daß um sie gekämpft wurde. Die Redensart von der Frau, die mit den Hosen ihres Gemahls auch seine Herrschaft an sich reißen möchte, läßt sich in Frankreich schon um 1220/30 nachweisen. Das Thema erhielt sich, dank seines burlesken Charakters, in der populären Erzähl- und

51 Louis Maeterlinck, Le genre satirique, fantastique et licencieux dans la sculpture flamande et wallone, Paris 1910, S. 188; Photographie des heutigen Zustands in: Claude Gaignebet/Jean-Dominique Lajoux, Art profane et religion populaire au moyen âge, Paris 1985, S. 53. Aus dem Rechtsbrauch sind Bestrafungen dieser Art bekannt. Joinville erzählt in seiner Histoire de Saint Louis (XCIX) von einem solchen Fall, der sich 1251 vor Caesarea abspielte. Der betroffene Ritter konnte sich der Demütigung allerdings durch Verzicht auf Pferd und Rüstung und seinen Weggang aus dem Kriegslager entziehen. Im Bild zeigt diese Form der Buße eines Ehebruchs eine kolorierte Federzeichnung in der Handschrift eines südfranzösischen Weistums (Coutumes de Toulouse) von 1296 (Paris, Bibl. Nat. ms lat. 9187, f. 32). Beide Delinquenten sind nackt, die Frau führt den am sündigen Glied Geketteten unter Aufsicht durch die Straßen, abgeb. in: Georges Duby, L'Europe au moyen âge, Paris 1979, S. 184 und Gaignebet/Lajoux, S. 53. In einer 1805 in Paris erschienenen Geschichte des Phalluskults weiß der Autor Jacques-Antoine Dulaure, daß dieser Strafbrauch ehedem im Limousin und Languedoc existierte. Sollten in Schleswig-Holstein ähnliche Rechtsbräuche in Kraft gewesen sein, so daß Erinnerungen an sie die entfesselten Frauen zur Parodie inspirierten? Dulaures Buch *Des divinités génératrices ou du culte du phallus chez les anciens et les modernes*, Paris/Lisieux 1805 erschien 1909 in Leipzig in deutscher Übersetzung unter dem Titel: Die Zeugung in Glauben, Sitten und Bräuchen der Völker.

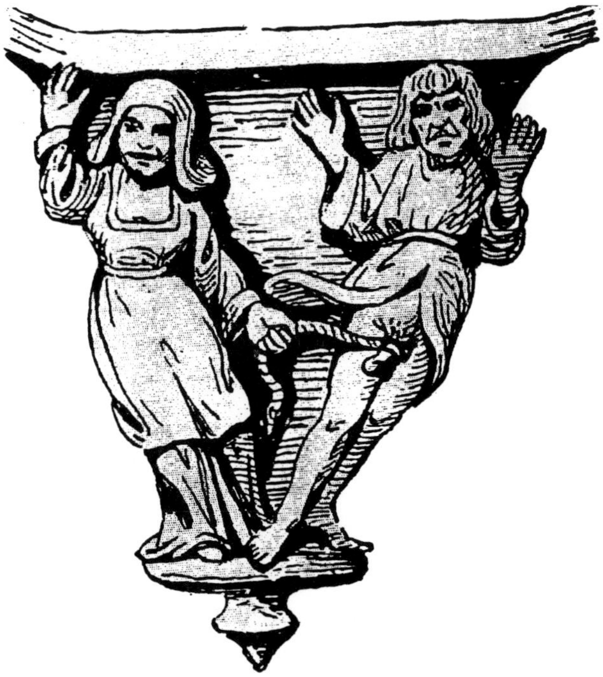

Miserikord der Maternuskirche in Walcourt
(Belgien), 16. Jh.,
Umzeichnung von Louis Maeterlinck, Paris

Bildtradition bis heute und verrät im Laufe seiner langen Geschichte einiges über das Verhältnis von Mann und Frau. Seit dem 15. Jahrhundert wird es von einem zweiten Motiv begleitet, nämlich der Eroberung einer Hose – Substitut für den Mann – durch eine Frau im Kampf mit mehreren Geschlechtsgenossinnen. Sehr bald wurden diese Rivalinnen durch ein Isaiaszitat biblisch legitimiert. Dieses erotisch aufgeladene Sujet entwickelte sich zu einer deutschen Spezialität, die vor allem nach Skandinavien exportiert wurde.

Ehe diese beiden Stränge des Streits um die Hosen näher betrachtet werden, noch ein Wort zum realen Hosentragen der Frauen. Zu allen Zeiten gab es Beherzte, die in Ausnahmesituationen wie Krieg oder Reisen in exotische Länder das Männerkostüm aus praktischen oder exzentrischen Gründen annektierten. Sie wurden in der Regel geduldet, manchmal sogar bewundert. Aber wir wissen auch, daß die Richter Jeanne d'Arcs ihre Männerkleidung als gravierenden Fehltritt werteten. Schließlich war es, nach der Farce ihrer Abschwörung in Rouen, ein zweimaliger Kleiderwechsel, der die Ereignisse symbolisch aussprach: zuerst die Rückkehr zum Frauengewand als Zeichen der Unterwerfung, dann – drei Tage später – das Wiederanlegen der Männertracht als Signal ihres Widerrufs.

Weibliche Bestrebungen, das maskuline Privileg zu ignorieren und bequeme Hosen als Alltagskleidung eines aktiven Lebens zu nutzen, waren von Anfang an durch die Tradition des Hosenstreits vergiftet. Die Befreiung aus ungesunder, beengender Korsettierung und das Verlangen nach Emanzipation und Partnerschaft wurde als Dominanzstreben mißdeutet, das es ja im Ehekampf tatsächlich ist. Die mühselige und langwierige Eroberung des Rechts auf Hosen, die mit einigen mutigen Sansculottinnen während der französischen Revolution einsetzte, wurde unlängst mit allen Peripetien von Gundula Wolter[52] geschildert. Heute ist sie abgeschlossen, aber wie die Columbine auf dem Kupferstich des frühen 18. Jahrhunderts in der eroberten Hose die Herrschaft vergeblich suchte, fanden nicht alle die erhoffte Gleichstellung im Kleidungsstück.

52 Gundula Wolter, Hosen, weiblich – Kulturgeschichte der Frauenhose, Marburg 1994.

»Seht die Possen, das Weib will die Hosen«

Weibliches Streben nach dem Eheregiment wird seit Jahrhunderten durch die Metapher vom Hosentragen knapp und unmißverständlich ausgedrückt. Es geht dabei keineswegs um Emanzipationsgelüste, um Befreiung und Selbstbestimmung der Frau. Zum »Hosen anhaben« ist ein Partner, der sich beherrschen läßt, unerläßlich. Auch wird die Machtausübung in der Ehe als unteilbar aufgefaßt, denn in keinem literarischen oder bildlichen Beitrag zum Thema klingt auch nur von Ferne eine Möglichkeit gemeinsamen Regierens an. Damit ist von vornherein klar, daß wir es mit einem Topos zu tun haben, mit narrativen oder visuellen Versatzstücken ohne Nuancen, deren Gebrauch zwar keine unmittelbare Realität widerspiegelt, aber Rückschlüsse auf Ängste und Wünsche im Zusammenleben der Paare möglich macht.

Schon aus dem 13. Jahrhundert sind in Frankreich Belege der sprichwörtlichen Redensart überliefert, die so selbstverständlich klingen, daß man annehmen möchte, sie sei damals schon längere Zeit in Gebrauch gewesen. *Cele, qui porte les braies son seignor*[53] heißt es von der bitterbösen Kaiserin, welche die Sieben Weisen Roms, Lehrer ihres Eheherrn Diokletian, und dessen umsichtigen Seneschall Marques mit eifersüchtigem Haß verfolgt. Der um 1260 von einem unbekannten Autor verfaßte *Roman de Marques de Rome* entstand in Nordfrankreich, vermutlich in der Picardie. Aus dem frühen 13. Jahrhundert und aus der gleichen Gegend ist uns das Märchen-Fabliau *Les quatre Souhais Saint-Martin*[54] erhalten. Es gehört zum Erzähltypus[55] der lächerlichen Wünsche, bei dem die von einer höheren Macht in Aussicht gestellten Wundergaben durch Ehezwistigkeiten sinnlos vertan werden und am Ende alles beim alten bleibt. In unserer Version, die mit der *Geschichte von den drei Wünschen* in *Tausendundeine Nacht* verwandt ist, schwatzt *Sa fame qui chauce les braies* ihrem Bauern das Recht auf die erste Bitte ab. In ihrer unersättlichen Sinnlichkeit wünscht

53 Le Roman de Marques de Rome, hrsg. von Johann Alton (187. Publikation des Litterarischen Vereins in Stuttgart), Tübingen 1889, S. 75.

54 Paris, Bibl. Nat. ms fr. 837, f. 189r–190r, Vers 35; publiziert von: Willem Noomen & Nico van den Boogaard, Nouveau recueil complet des fabliaux, Assen/Maastricht 1988, Bd. IV Nr. 31, S. 189–216.

55 Antti Aarne/Stith Thompson, The types of folktale, Helsinki 1961, 750 A. Die Erzählungen aus den Tausendundein Nächten, übersetzt von Enne Littmann, Wiesbaden 1953, Bd. IV, S. 329 ff. (596. Nacht).

sie, ihr Mann sei am ganzen Körper mit Gliedern bedeckt. Er rächt sich vergleichbar, so daß schließlich die beiden letzten Wünsche die ersten rückgängig machen müssen, bis alle vier ergebnislos vertan sind.

Die gleiche Sammelhandschrift, der die vier Martinswünsche entnommen sind, enthält auch das Fabliau *De Sire Hain et de Dame Anieuse*[56], das ebenfalls aus dem frühen 13. Jahrhundert und aus Nordfrankreich, vielleicht der Picardie, stammt. Verfasser ist Hue Piaucele, von dem wir außer seiner Namensnennung nichts wissen. Er setzt uns mit viel Temperament einen regelrechten Hosenkampf in Szene. Sire Hain ist ein braver Flickschneider mit gesundem Menschenverstand, der nicht in Frieden leben kann, denn, wie schon der Name seiner Dame sagt, Anieuse ist unbequem und bösartig. Die Bedeutung der alten Wortform »anieuse« war sehr viel stärker als das moderne »ennuyeuse«, das mit »ärgerlich« ausreichend übersetzt ist. *C'est anieuse coze* oder *anoyeuses nouvelles* sagte man von wirklich schwerwiegenden Angelegenheiten.

Hain und Anieuse also sind immer und in allem gegenteiliger Meinung. Da schlägt der kluge Schneider einen Kampf um seine Hosen vor. Wer sie erobert, hat fortan und für alle Zeiten das Sagen in ihrer Ehe. Anieuse geht begierig und siegessicher auf diesen Vorschlag ein. Zeugen und Schiedsrichter sollen zwei Nachbarn sein. Waffen sind allein die Fäuste. Der Kampf ist rüde, die Hosen werden gerissen und zerreißen, Blut fließt, Schläge hageln, schon scheint Anieuse zu siegen, was ihrer Nachbarin Aupais ein anspornendes Pfeifen entlockt, da fällt die Flickschneiderin rücklings in einen Korb, aus dem sie ohne Hilfe nicht mehr hochkommt. Ihr Mann schlüpft schnell in seine Hosen, sie muß, um befreit zu werden, Frieden schwören und – oh Wunder menschlicher Formbarkeit! – sie hält für den Rest des Lebens ihr Versprechen und widerspricht ihrem Flickschneider kein einziges Mal mehr. Dieses rüde Exemplum, mit allen Registern mimischer, gestischer und akustischer Komik vorgetragen, brachte die Zuhörer, die an Markttagen Vaganten und Jongleure umdrängten, zum Lachen, amüsierte aber auch Hochgestellte, wenn Fahrende ihre Wohnsitze aufsuchten und sie mit derartigen Versen unterhielten. Die übertriebene Unleidlichkeit der Dame Anieuse und die Besonnenheit ihres Eheherrn – schließlich war der Erfinder Hue Piaucele ein Mann – ließ das Ende als wünschenswert und glücklich erscheinen: die vorübergehend verletzte Norm, nach der dem Mann die Oberherrschaft zukommt und die Frau gehorchen muß, ist am Ende wieder hergestellt. Das derbe Kampfgetümmel mag vor allem das wenig zimperliche Bauern- und Handwerkerpublikum

56 Paris, Bibl. Nat. ms fr. 837, f. 49v–51v; ein Resümee des Fabliau erschien schon in: P. Legrand d'Aussy, Fabliaux ou contes du XII et XIII siècle, Paris 1779, Bd. II, S. 323; publiziert von: Noomen/Boogaard (wie Anm. 50), Assen 1984, Bd. II Nr. 5, S. 1ff. Piauceles Fabliau *Estormi*, das in der Literatur zum Hosenstreit wiederholt als Exempel aufgeführt wird, hat nichts mit diesem Thema zu tun.

genossen haben. Immerhin hatte Anieuse eine faire Chance, die bei der subtileren Zähmung widerspenstiger Weiblichkeit, wie man sie sich für gehobene Milieus ausmalte, erst gar nicht erwogen wurde. Rückschlüsse auf das wirkliche Leben und die Handwerkerehen im 13. Jahrhundert darf man aus solchen Schwänken freilich nicht ziehen.

Vorgenannte Beispiele zeigen, daß die Redensart *La femme veut chausser les braies*, vermutlich schon im 12., spätestens aber seit Beginn des 13. Jahrhunderts im nördlichen Frankreich im Gebrauch war und zwar nicht nur, um Bäuerinnen und Handwerkersfrauen zu charakterisieren, sondern sie konnte sogar auf eine veritable Kaiserin zutreffen. Piaucele war kaum der Erfinder des Proverbs, es lieferte ihm nur den Stoff zu einem Fabliau und trug durch seine Bekanntheit zum Erfolg der komischen Spielhandlung bei, die ihrerseits wieder das Diktum kolportierte, denn Geschichten, die Anklang fanden, breiteten sich erstaunlich rasch und weit aus[57]. Nun wurde aber diese Art oraler und ephemerer Literatur – Proverbien, Fabliaux, Märchen, Anekdoten – in der Regel des Aufschreibens nicht für würdig erachtet, so daß eine lückenlose Belegkette unmöglich ist und wir uns aus zufällig erhaltenen Beispielen ein Bild machen müssen.

Ein solches Exempel führt uns nach Florenz und ins Quattrocento. In den *Trecento novelle* des Franco Sacchetti[58] (um 1330–1400), der wahrscheinlich in Dubrovnik als Sohn eines Florentiner Kaufmanns geboren wurde, enthält die 138. Novelle zwar keinen wirklichen Hosenkampf, aber immerhin die Aufforderung zu einem solchen. Sacchettis Geschichten – eine seit Boccaccio beliebte Erzählform in Italien – erschienen erst 1724 im Druck. Damals waren von den ursprünglich 300 noch 223 Novellen erhalten. Unser Text, eine überdrehte Farce, hat leider Pointe und Ende verloren und blieb Fragment.

Bonanno di Ser Benizo, ein kleiner, dicker Florentiner Spezereiwarenhändler, der schon des morgens gerne ein Gläschen trinkt, glaubt, sein Gesinde und ganz besonders seine Frau gehorche ihm nicht so, wie es sich gebühre. Eines Tages wappnet sich dieses verkannte Familienoberhaupt fuchsteufelswild von Kopf bis Fuß in Eisen und

57 Auch in: *Le dit de Dame Jouenne*, einer Version des Fabliau vom Ehekrieg um die Streitfrage, ob die Wiese geschnitten oder geschoren sei, kommt die Redensart vor. Vers 164–167:
Elle portera la baniere
Je cuit qu'el portera les braies.
Voire, maugré que tu en aies,
Et les braies et le braiel.
Der schlecht überlieferte Text aus der 1. H. des 14. Jhs. (Paris, Bibl. Nat. ms fr. 24 432) ist in Romania, Bd. XLV, 1918/19, S. 99 ff. publiziert.

58 Franco Sacchetti, Il Trecentonovelle, Florenz 1724, S. 229/230. Deutsche Übersetzung: Hanns Floerke, Die Novellen, München 1907, Bd. 2, S. 172.

stürmt mit gezogenem Schwert durchs Haus. Er verlangt von jedem ein *viva Bonanno* zu hören, andernfalls er ihn töte. Vorwarnend zerschlägt er einen irdenen Topf in tausend Stücke und natürlich schallt das ganze Haus von Hochrufen für den Helden wider, der in die Halle stürzt und seine Hosen auf den Boden legt. »Wer will die Hosen tragen« brüllt Bonanno, bereit, dieses Emblem seiner Männlichkeit mit dem Schwert zu verteidigen. Sein Eheweib, vom Lärm herbeigelockt, fragt erstaunt, was er zu bedeuten habe. Auch sie wird sogleich mit dem Tode bedroht, wenn sie ihn nicht hochleben lasse und wieder donnert er *che si voglia mettere le mie brache? Io sono il signore, io sono il padrone, io voglio essere ubbidito: altrimenti* ... (Wer will meine Hosen tragen? Ich bin der Herr, ich bin der Meister, ich verlange Gehorsam: sonst ...). Hier bricht das Manuskript ab, und wir müssen den Schluß erraten. Man wird den Papiertiger besänftigt haben, und er ist vermutlich zu seinen Gewohnheiten zurückgekehrt. Jedenfalls ist hier, anders als bei Piaucele, der kleine dicke Choleriker die komische Figur. Die Hose als Männlichkeitsemblem und die Redefigur *portare le brache* war also auch in Italien wenigstens seit dem 14. Jahrhundert geläufig.

Im Deutschen läßt sich die Redensart erst um 1400 in der Nordostschweiz (Kanton Sankt Gallen) nachweisen. In Heinrich Wittenwilers[59] *Ring*, einem 9699 Verse langen satirischen Gedicht, das von einer Bauernhochzeit und der beim Festmahl zum Vernichtungskampf zweier Dörfer ausartenden Prügelei handelt, erhält der angehende Ehemann die eindringliche Warnung:

Bis du herr in deinem haus!
Wiss, und trait dein weib die pruoch,
Sei wirt dein hagel und dein fluoch
wider got und sein gepott!
Hier zuo wirst der leuten spott.

Der Ratgeber, der den törichten Hochzeiter Bertschi Triefnas in dieser gereimten Haushaltslehre beschwört, sich rechtzeitig der Herrschaft in Haus und Hof zu versichern, hebt nicht nur das persönliche Ungemach hervor, das eine überlegene Frau verursacht, sondern auch den Spott der Leute, dem ein »wybscher mann« nicht entgeht. Auch Hans Vintler[60], der sich auf der südtirolischen Burg Runkelstein abmüht, die dem Tommaso Leoni zugeschriebenen, um 1320 verfaßten *Fiori di virtù* ins Deutsche zu bringen und der im Juni 1411 die 10 000 Verse seiner *Pluemen der Tugent* abschließt, verurteilt die Übertretung der Geschlechtergrenzen. Das Streben nach der *pruoch* ist »unweiplich« und damit lasterhaft:

59 Heinrich Wittenwiler, Ring, hrsg. von Edmund Wiessner, Leipzig 1931/36, 2 Bde. (Reprint: Darmstadt 1964), S. 183, Vers 5076 ff.

60 Hans Vintler, Die Pluemen der Tugent, hrsg. von Ignaz von Zingerle, Innsbruck 1874 (Erstdruck 1486), S. 315, Vers 9465 ff.

... doch vindt man manige also getan,
die do pruech und hosen trait,
und sol dannoch sein ain mait,
aber es ist unweiplich, ...

Wirklich ausgetragen werden Hosenkämpfe in zwei Reimgedichten des 15. Jahrhunderts. Die 120 anonymen Verse, die *Der Rauch beißt* überschrieben sind, überliefert eine 1456 abgefaßte Sammelhandschrift[61]; der etwa gleich lange Meistergesang »in der flam weis« von Hans Folz[62], mit dem Titel *Eyn liet genant der pöß rauch*, entstand um 1480 in Nürnberg. Ausgangspunkt für beide ist der Topos vom bösen Weib, das den rechtschaffenen Mann quält, bis er der Aufsässigen einen Kampf um *bruch* und Herrschaft vorschlägt. Das ältere Gedicht betont die Scham des von der Frau Beherrschten vor seinem Gesellen, dem die bösen Worte der Meisterin nicht entgehen. Bei Folz muß der Mann die Hosen vor dem Scharmützel erst besorgen, als ginge es gar nicht um seine eigenen. Waffen sind Stecken und Prügel. In beiden Fällen gebraucht die Frau die ihren mit erbarmungsloser Wut. Bei Folz wirft sie ihr Gespons dazu noch über eine Stiege hinab und begießt es mit einem Schaff Wasser. Schließlich entkommen die Geschlagenen dem *rauch*, diesem vieldeutigen Begriff, der das gesamte Hauswesen meint aber auch den Unfrieden, den sie erleiden müssen und überdies noch den ganz realen Rauch, mit dem der Gimpel des ersten Gedichts versucht, seine Tränen zu rechtfertigen. Denn weinend begegnet jeder der beiden vor seiner Tür einem Nachbarn, der mitleidvoll bei der Widerspenstigen intervenieren will und dabei selber rüde verprügelt wird. Eindrucksvoll schildert der Titelholzschnitt zu Hans Folz' Meisterlied den Höhepunkt des Gefechts. Der Mann liegt, einem wehrlosen Käfer vergleichbar, rücklings im Hemd auf dem Boden, während seine Furie mit hoch erhobenem Stock noch immer auf den schon Überwundenen einhaut. Um ihn sind Hut, *bruch*, Schwert und Börse, die Symbole von Würde, Sexualität, Macht und Geld ausgebreitet, die ihm zusammen mit jeglicher Autorität abhanden gekommen sind.

Das Meisterlied des Barbiers Folz dramatisierte Hans Sachs[63] in seinem Fastnachtsspiel *Der böß Rauch im Hauß*, das am 13. Januar 1551 erstaufgeführt wurde. Ein jammernder Ehemann, sein Nachbar und die zänkische Hausfrau sind auch hier das burleske Personal. Die Prügelei um die Frage *wer soll die bruch tragen* wird, kaum be-

61 Anzeiger für Kunde der teutschen Vorzeit, hrsg. von Franz Joseph Mone, 5. Jg. Karlsruhe 1836, Sp. 79 ff./VI.

62 Hans Folz, Eyn liet genant der pöß rauch, in: Fastnachtspiele aus dem 15. Jh., hrsg. von Heinrich Adelbert Keller (Bibliothek des Litterarischen Vereins in Stuttgart Bd. XX), Stuttgart 1853, 3. Teil S. 1279 ff.

63 Hans Sachs, Elf Fastnachtspiele aus den Jahren 1550 u. 1551, hrsg. von Edmund Goetze (Neudrucke deutscher Litteraturwerke des XVI. u. XVII. Jhs. Nr. 39/40), Halle a. S. 1883, S. 27 ff. (Erstdruck von Georg Merckel, Nürnberg 1551) Das Spiel wurde schon im 16. Jh. von Lateinschülern im fernen Salzburg aufgeführt, wie Leopold Schmidt herausgefunden hat: Das deutsche Volksschauspiel, Berlin 1962, S. 314.

Eyn liet genant der pöß rauch
In der flam weis

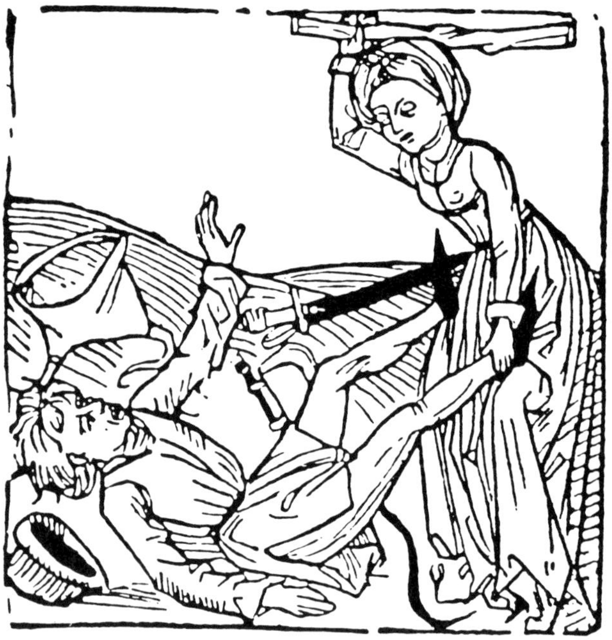

Eyn liet genant der pöß rauch,
Titelholzschnitt zum Meisterlied von Hans Folz,
um 1480

gonnen, von dem alle Regeln eines fairen Gefechts mißachtenden Weibsteufel gewonnen, weil sich der verängstigte Mann nicht zu wehren versteht. Zuletzt fordert das zungenfertige Wesen noch Tasche und Messer als Zeichen der Herrschaft. Sie müssen ihr – Gipfel der Demütigung – vor aller Augen umgegürtet werden. Der Epilog richtet sich an frischverheiratete Ehemänner mit der eindringlichen Lehre, ihre Frauen beizeiten zu zähmen.

Die Komik dieses »kürtzweyligen« Fastnachtsspiels beruht auf der vollkommenen Verkehrung dessen, was damals als Sitte und Herkommen Gültigkeit hatte. Der weichliche, nachgebende Tölpel und der rabiate Drache sind beide extreme Verkörperungen negativen Verhaltens, wenn auch der misogyn gestimmte Poet im Einklang mit dem Zeitgeist den Löwenanteil der Schuld der aufsässigen Frau zuschiebt. Anders als bei Piaucele unterliegt hier die Ordnung, die in dieser Ehe für immer gestört bleibt. Es ist die verkehrte Welt, wenn der besiegte Mann in die Rolle der Frau schlüpft:

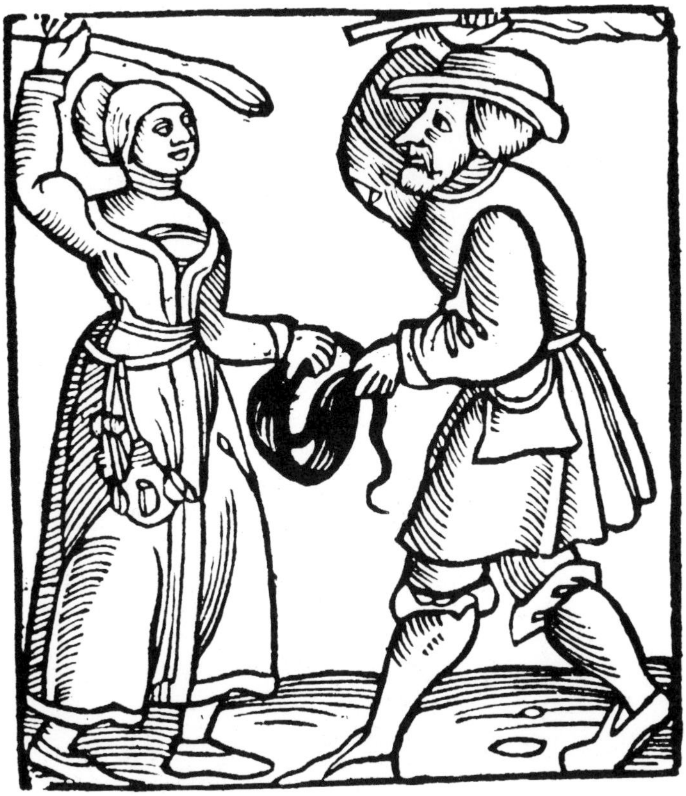

Der böß Rauch,
Titelholzschnitt zum Fastnachtsspiel von Hans Sachs,
Nürnberg bei Georg Merckel, 1553

Sey du nur fürbaß Herr und Mann!
Ich will dir sein ganz unterthan,
Wie ein alt Weyb im Hause streifen,
Dir spinnen und das Garn abweifen,
Die betten machen, kehren, waschen,
Sudeln und prudeln in der Aschen,
Will kein faust über dich mer zucken ...

Aber die auf den Kopf gestellte Ordnung führt keineswegs zu neuen Regeln des Zusammenlebens, sondern sie bestätigt durch ihre übertriebene Lächerlichkeit das Rechtmäßige der herrschenden Gewaltverteilung. Alle deutschen Beispiele des 15. und 16. Jahrhunderts – ob Redensart, Reimgedicht, Meisterlied oder Fastnachtsspiel – rechtfertigen ihren unterhaltsamen Stoff, indem sie den belehrenden Aspekt betonen.

In Italien bekommen wir in ein und derselben Erzählung die herrschende und die verkehrte Ordnung vorgeführt. 1550, fast gleichzeitig mit Hans Sachs' Schwank, erscheint in Venedig die Novellensammlung *Le piacevoli notti*[64] von Giovan Francesco Straparola (um 1480–1557). Unter den 74 Erzählungen dieser Boccaccio verpflichteten *Ergötzlichen Nächte* berichtet die zweite Fabel der achten Nacht von zwei Soldatenfreunden, die Schwestern heiraten. Pisard klärt schon am Hochzeitstag die Machtverhältnisse. Er schlägt Florelle einen Kampf um seine Hosen vor, wozu er außer diesen Beinkleidern zwei gleichlange Prügel bereitlegt. Befremdet schreckt die Braut vor solchem Kampf zurück: »Tragt, tragt, mein Freund, eure Hosen, denn sie sind für Euch gemacht und nicht für mich«, und sie verspricht ihm allzeit gehorsam zu sein. Diese Lektion glaubt Pisard mit einer zweiten untermauern zu müssen. Er führt sie zu seinen herrlichen Pferden; jedes folgt der leisesten Berührung mit der Gerte, nur eines ist störrisch. Er schlägt es, es wird immer wilder, Pisard tötet es mit einem schnellen Dolchstoß. »So sollen alle behandelt werden, die mir nicht gehorchen!« Die junge Frau ist vor Entsetzen gelähmt. Zitternd und zagend tut sie fortan alles, was ihr Gemahl befiehlt.

Spinelle hingegen, ihre Schwester, wird von Silvery verwöhnt, so daß sie arrogant und aufmüpfig ist. Eines Tages fragt Silvery seinen Kameraden, wieso ihm sein Weib so willfährig sei und erfährt den Hergang der Sache. Sogleich imitiert er den Freund. Seine erstaunte Hausfrau reagiert auf Hosen und Prügel gelassen wie auf Kindereien. Die Beinkleider wolle sie ihm keineswegs streitig machen, aber wie man einen Haushalt regiere, wisse sie besser als er. Als er das Pferd tötet – immerhin ein beträchtlicher materieller Verlust – lacht sie ihn als ausgemachten Narren aus; sie ist zu sehr ans Regiment gewöhnt und nicht mehr zu ändern, meint der Autor.

Straparola stellt dem starken Mann mit der vollkommen eingeschüchterten Frau den schwachen gegenüber, dessen kluge Partnerin in heutigen Augen die sympathischste Figur der Novelle ist. Schon der Dichter hat große Mühe, ihr Verhalten, das so viel gesunden Menschenverstand verrät, als abschreckend hinzustellen. Sie unterläuft die aufgeladene Symbolik der Hosen und könnte damit bei einem klügeren Partner die Situation entschärfen. Jedenfalls wird spätestens bei Straparola deutlich, daß nicht nur die Frauen den Regeln der herrschenden Norm unterworfen waren, sondern auch die Männer etwaige weibliche Neigungen, zu große Nachgiebigkeit oder den Hang, sich führen zu lassen, verbergen mußten. Nichts war in der traditionellen Volkskultur – und nicht nur in ihr – so verachtet wie ein Pantoffelheld. Wer seiner Frau nicht gebieten konnte, nicht das letzte Wort hatte, galt als Versager. Graphiken und Bilderbogen delektierten sich an verprügelten, betrogenen oder sonst malträtierten Ehemännern.[65] Auf Miserikordien der Chorgestühle sollten sie der

64 Giovan Francesco Straparola, Die ergötzlichen Nächte, hrsg. von Hanns Floerke u. A. Wesselski, München 1908, Bd. 2, S. 105 VIII/2.

65 Laure Beaumont-Maillet, La guerre des sexes – XVe et XIXe siècles, Paris 1984, bes. S. 78 ff.

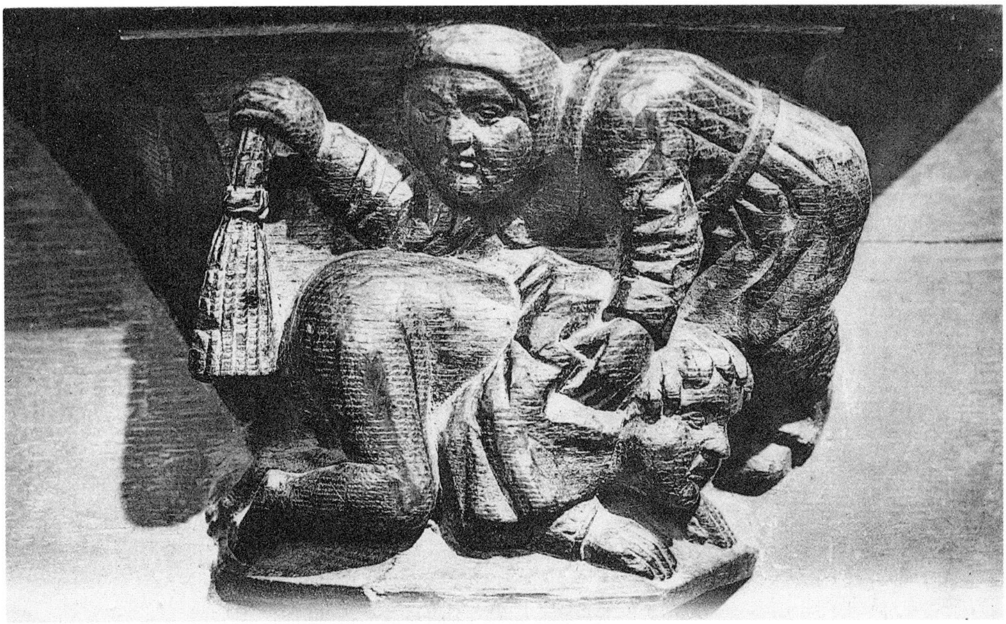

Der verprügelte Ehemann,
Miserikord der Kirche von Brou in Bourg-en-Bresse,
zwischen 1530 u. 1532

Geistlichkeit das Zölibat schmackhaft machen[66] und in der Realität waren sie – wenn ihre Schwäche publik wurde – Zielscheibe öffentlichen Spottes und ernsthafter Sanktionen. Bis ins späte 19. Jahrhundert hinein wurden einem solchen Windelwascher im dörflichen oder kleinstädtischen Bereich Katzenmusiken[67] dargebracht. Er oder seine Effigie mußten rücklings auf einem Esel reitend den Spott der Nachbarn über sich ergehen lassen. *Battu par sa femme et content* (Von seiner Frau geschlagen und zufrieden damit) stand in Frankreich auf dem Schild, das ihm umgehängt wurde. Ein Mann hatte stark und führend, eben männlich zu sein, ob er wollte oder nicht. Zwischentöne waren suspekt. Abweichler wurden rasch ausgegrenzt.

Motivgeschichtlich besonders bemerkenswert ist bei Straparola die Verbindung des handfesten, den einfachen Leuten vorbehaltenen Hosenstreits mit grausameren

66 Auf englischen Miserikordien ist das Thema mindestens fünfzehnmal repertoriert worden. Vgl. M. D. Anderson, Misericords, London 1954, Abb. 43: eine Frau verdrischt das nackte Hinterteil ihres Ehemannes mit einer Rute. Er hat Garnrolle und Knäuel in Händen. Ein französisches Beispiel dieser Szene (ohne das Handarbeitsgerät) im Chorgestühl der Kirche von Brou in Bourg (Ain).

67 Arnold van Gennep, Manuel de folklore français contemporains, Bd. I/II, S. 618, 628; Le Charivari, Actes de la table ronde organisée à Paris 25.–27. 4.1977, hrsg. von Jacques Le Goff und Jean-Claude Schmitt, Paris 1981, vor allem S. 65, 67, 72, 146. Natalie Zemon Davis, Humanismus, Narrenherrschaft und die Riten der Gewalt, Frankfurt a. M. 1987, Kap. 5 »Die aufsässige Frau«, S. 136 ff.

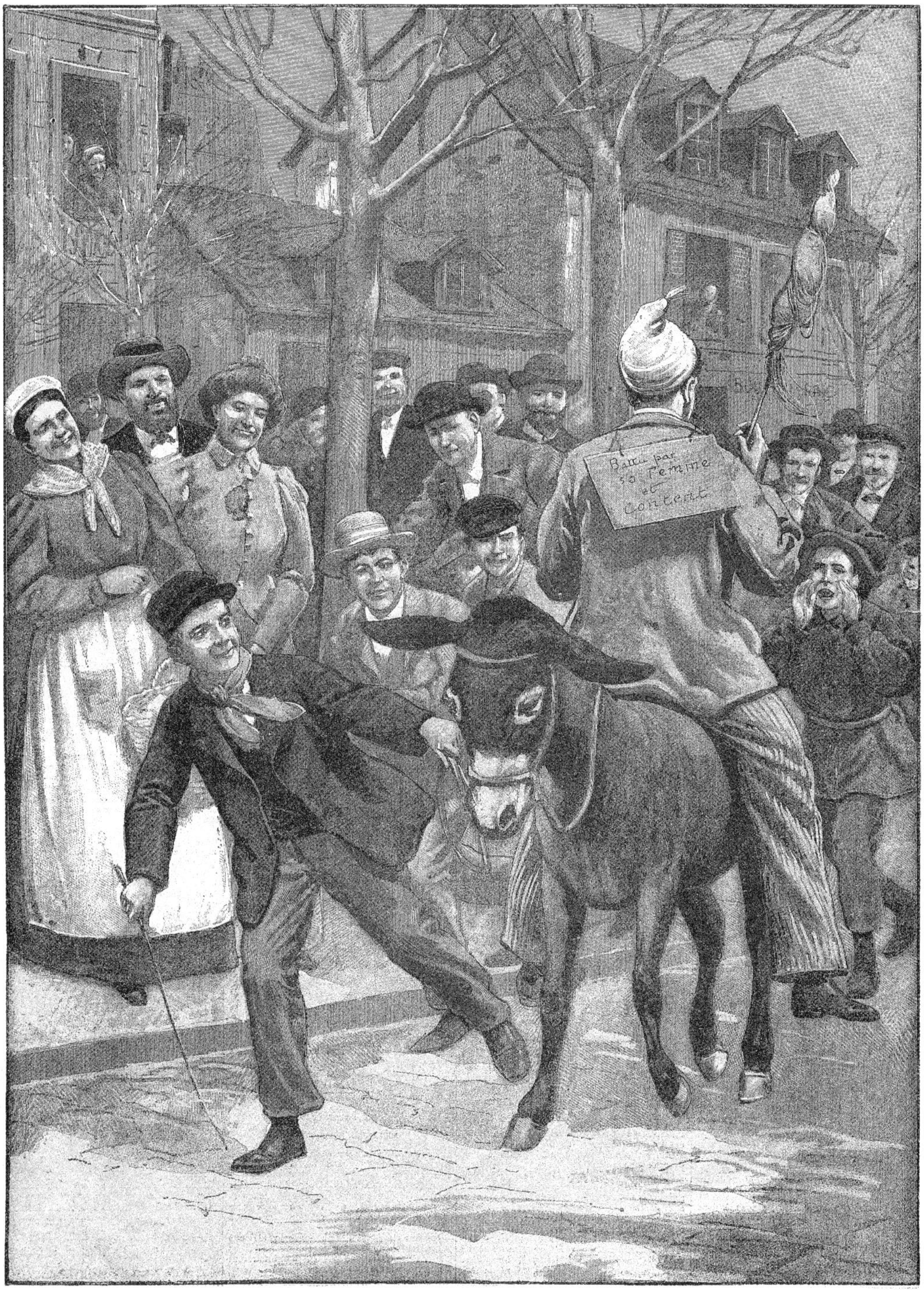

Eselsritt in Montluçon (Allier),
Kolorierter Holzstich aus: *Le Petit Journal*,
1. April 1900

Methoden, eine Widerspenstige zu zähmen, die in der gleichen volkstümlichen Erzähltradition hochgestellten Personen zugeschrieben werden, nämlich der abschrekkenden Tötung eines ungehorsamen Hundes oder störrischen Pferdes.[68] Wobei das unterschichtliche Vorgehen demokratischere Züge aufweist, vielleicht weil der Ausgang des Kampfes in diesem Fall nur für das betroffene Paar und nicht für die Gesamtfamilie Konsequenzen hat. Beide Zähmungsmittel hatten sich im 16. Jahrhundert längst zu Klischees verfestigt und gehörten dem Kanon beliebig abrufbarer Erzählmuster an.

Die beiden Extreme – absoluter Herr oder Pantoffelheld – kennen kaum Zwischenstufen in diesem Erzählgut. Im realen Alltagsleben war in Spätmittelalter und früher Neuzeit gerade bei Bauern und Handwerkern durch die enge Zusammenarbeit von Mann und Frau häufig eine Gleichgewichtigkeit gegeben.[69] Aber auch hier mußte der Schein gewahrt bleiben. Eine allzu offensichtliche Gleichstellung war für die traditionelle Gesellschaft unakzeptabel, widersprach sie doch allen religiösen – der Hausvater als Stellvertreter Gottes auf Erden –, juristischen und sozialen Normen. So rät etwa eine der weitverbreiteten Ökonomieschriften, die sogenannte *Haussorge*, deren datierbare Handschriften 1463 und 1464 wahrscheinlich in Mitteldeutschland kompiliert wurden, der Hausfrau, sie solle sich auch dann dem Willen des Mannes fügen, wenn sie nicht seine Meinung teile, damit nicht, zum Schaden des Hauses, der Eindruck entstehe, sie habe die Oberhand.[70]

Aus dem 17. Jahrhundert stammt unser letztes Exempel eines herzhaft ausgetragenen Hosenkampfes in der deutschsprachigen Literatur. Hans Jakob Christoffel von Grimmelshausen führt uns einen solchen handgreiflichen Zwist in seinem 1670 gedruckten Schelmenroman *Trutz Simplex: Oder ausführliche und wunderseltzame Lebensbeschreibung der Ertzbetrügerin und Landstörtzerin Courasche* vor. Bei ihm gewinnt die kraftstrotzende Courage das von ihrem Leutnant angezettelte Schar-

68 Aarne/Thompson (wie Anm. 55), 901. Das Thema kommt schon in der 1335 beendeten Exempelsammlung *El Conde Lucanor* des spanischen Infanten Don Juan Manuel (1282–1348) vor. Im 45. Kapitel werden Jagdhund, Schoßhund und Pferd wegen ihres »Ungehorsams« getötet, um die widerspenstige Braut abzuschrecken. Bei Juan Manuel spielt die Geschichte unter »Mauren«, was darauf hindeuten könnte, daß der Stoff arabischer Herkunft ist. *Der Graf Lucanor*, übersetzt von Joseph von Eichendorff in: Neue Gesamtausgabe der Werke und Schriften in 4 Bänden, Stuttgart 1957, Bd. III, S. 1218 ff. Ein altdeutsches Reimgedicht mit dem gleichen Motiv veröffentlichte Joseph Freiherr von Laßberg (1770–1855) in: Lieder Saal, 4 Bde. 1820–1825, Bd. III, S. 148. Ludwig Bechstein hat es unter dem Titel *Vom Zornbraten* für sein deutsches Märchenbuch adaptiert: Sämtliche Märchen, München 1968, S. 91 ff. Vgl. auch Jean-François Bladé, Contes populaires de la Gascogne, 1886, Bd. III, S. 286 ff. *La Dame corrigée*, nach mündlicher Überlieferung aufgezeichnet: Eine als widerspenstig geltende Dame wird nach der Hochzeitszeremonie auf dem Weg in das Schloß ihres Gatten durch die Exekution von Hund und Pferd zum absoluten Gehorsam bekehrt.

69 Heide Wunder, »Er ist die Sonn', sie ist der Mond«. Frauen in der Frühen Neuzeit, München 1992.

70 Trude Ehlert, Die Rolle von »Hausherr« und »Hausfrau« in der spätmittelalterlichen volkssprachigen Ökonomik, in: Haushalt und Familie in Mittelalter und früher Neuzeit, hrsg. von Trude Ehlert, Sigmaringen 1991, S. 161, 166.

mützel mühelos. Allerdings desertiert daraufhin der gerade eroberte Mann und sie wird, als man ihn faßt und hängt, bald wieder Witwe. Das VII. Kapitel dieser Simpliciade trägt folgendes Resümee: »Courage schreitet zur dritten Ehe und wird aus einer Hauptmännin eine Leutenantin, trifft's aber nicht so wohl als vorhero, schlägt sich mit ihrem Leutenant umb die Hosen mit Prügeln und gewinnt solche durch ihre tapfere Resolution und Courage; darauf sich ihr Mann unsichtbar macht und sie sitzen läßt.«

Auch die Niederlande kennen das Motiv des Hosenstreits mindestens seit dem frühen 16. Jahrhundert. Sieht man von der häufig zitierten Redensart ab, sind es zwei Theaterstücke, die den Kampf ums Beinkleid vor Augen führen. Im 16. Jahrhundert wählte Georgius Macropedius (um 1475–1558) für eines seiner zwölf neulateinischen Schuldramen diesen unverwüstlichen Stoff. Die in Bunschoten, einem Phantasiedorf bei Utrecht am Faschingsdienstag spielende Charakterkomödie *Andrisca*[71] entstand 1536 oder 1537 und verknüpft die Geschichte zweier Ehepaare. Andrisca, die ungehorsame und widerborstige Frau des aufrechten Bauern Georgius (ein Selbstporträt des gleichnamigen Autors?), hält ihren maßvollen Mann für einen Pantoffelhelden, vernachlässigt ihn gröblich und läuft trotz wiederholter Verbote dauernd ins Wirtshaus. Porna, die Färbersfrau betrügt ihren angetrauten Byrsocopus schamlos mit dem Dorfgeistlichen Hieronymus. Die fünf handlungsreichen Akte der pädagogischen Satire, die den holländischen Alltag mit liebevollem Realismus einbezieht, werden von einer bacchanalischen Frauenschar losgelassener Karnevalsweiber und einem vernünftig argumentierenden Knabenchor skandiert. Am Ende entschließen sich die Männer zu alten, wirkungsvollen Zähmungsmethoden, die ihr Regiment für immer festigen: Byrsocopus schlägt sein Weib windelweich, salzt es ein und näht es in eine Pferdehaut, bis sie klein beigibt[72]. Andrisca, die etwas weniger Schuldige, muß mit Georgius um die am Boden ausgebreiteten Hosen kämpfen, wird hübsch verprügelt und verliert. Tugendsam geworden, feiern die Gattinnen mit ihren überlegenen Männern, aber auch mit Wirt, Magd und Knecht bei einem Festmahl ausgiebig Versöhnung.

Das zweite Spiel stammt aus dem 17. Jahrhundert und ist in holländischer Sprache verfaßt. Die niederländischen *kluchten*, kurze, dramatisierte Anekdoten nach stereotypen Mustern von ziemlich derber Komik, sind dem deutschen Fastnachtsspiel vergleichbar. Besonders amüsant scheint man widerspenstige Ehefrauen und ihre Zähmung gefunden zu haben. *Moorkens vel* greift das Motiv des Einnähens in eine

71 T. W. Best, Macropedius, New York 1972, S. 76–90.

72 Das Motiv des Prügelns, Einsalzens und in eine Tierhaut Einnähens stammt aus der mittelniederdeutschen Stofftradition. Vgl. Franz Brietzmann, Die böse Frau in der deutschen Literatur des Mittelalters, Berlin 1912 (Reprint 1967). S. 229.

Tierhaut auf, während *De broekdraghende vrouw* des Doktors der Rechte und Buchhändlers Pieter Elzevier[73], den Streit ums Hausregiment durch einen Kleidertausch entbrennen läßt. Giertje unterjocht ihren Ehemann, zwingt ihn zu demütigender Hausarbeit, bindet ihm gar die eigene Schürze um und zieht sich, nachdem sie ihn, von Mutter und Nachbarin unterstützt, verprügelt hat, seine Hosen an. Aber die Männer dieser Megären wissen sich zu wehren. Ein Quacksalber verrät ihnen, daß die Weiber neun Häute haben[74], die man durchprügeln muß, bis sie um Gnade bitten. Das Mittel ist probat, die alte Geschlechterhierarchie wird neu etabliert, die Hosen trägt der, dem sie zustehen. Nur vier Jahre später erprügelt sich dann die Landstörzerin Courage in Deutschland – wo die Frauen immer siegen – die Beinkleider ihres Leutnants. Mit dieser schon sehr ironisch gesehenen Prügelei verschwindet das burleske Schwankmotiv aus der Literatur. Die Gattungen, die es favorisiert hatten – Fabliau, italienische Novella, Fastnachtsspiel, Schwankerzählung, Schelmenroman, Schuldrama und *kluchtspel* – existierten nicht mehr oder verfeinerten sich für ein anspruchsvoller werdendes, alphabetisiertes Lesepublikum, dem so grobe Kost nicht mehr munden wollte. Ob es Zufall ist oder dem italienischen Temperament zugeschrieben werden muß, daß in unseren Beispielen aus Florenz und Venedig die Gefechte rhetorisch ausgetragen werden, während im Norden – mit höchst unterschiedlichem Ausgang – munter geprügelt wird, läßt sich bei der Lückenhaftigkeit der Belege schwer entscheiden. Lebendig blieben bis zum heutigen Tag die Proverbien vom Hosentragen in fast allen europäischen Sprachen.

Bilder-Streit

Seit dem 14. Jahrhundert hat man die leicht verständliche Metapher auch bildlich dargestellt. Unter den besonders phantasievollen Randgrotesken eines neun mal sechs Zentimeter kleinen Stundenbuchs für Jeanne d'Evreux, Gemahlin Karls IV., fällt eine junge Frau im langen, enganliegenden Gewand mit lose flatterndem Haar auf, die aus dem Text stürzt und eine Männerunterhose fest mit beiden Händen hält. Offensichtlich hat sie den kostbaren Gegenstand erobert und ist nun entschlossen, ihn zu behalten. Die vor 1328, dem Todesjahr des Königs, im Pariser Atelier von Jean Pucelle

73 Maria-Theresia Leuker, Widerspenstige und tugendhafte Gattinnen. Das Bild der Ehefrau in niederländischen Texten aus dem 17. Jh., in: Hans-Jürgen Bachorski, Ordnung und Lust. Bilder von Liebe, Ehe und Sexualität in Spätmittelalter und früher Neuzeit, Trier 1991, S. 103 f.

74 Vgl. das Flugblattgedicht von Hans Sachs, Die Neunerley hewt einer bösen frawen sampt jren neun aygenschafften, gedruckt von Hans Guldenmundt in Nürnberg mit einem Holzschnitt von Barthel Behaim, um 1530. Geisberg (wie Anm. 19), Bd. I, Nr. 158. Es wurde bis ins frühe 18. Jh. in verschiedener Form immer wieder aufgelegt.

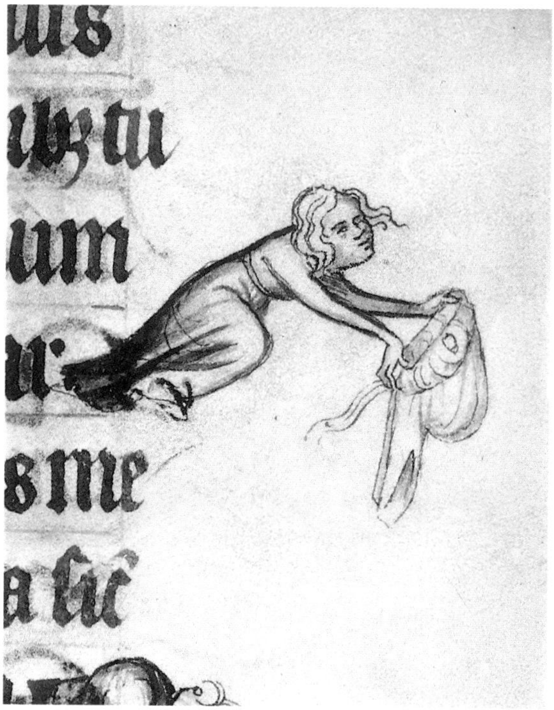

Jean Pucelle, Junge Frau mit eroberter Männerhose,
Randgroteske einer Buchmalerei in Grisaille
aus: *Petites Heures de Jeanne d'Evreux*, Paris, zwischen 1325 u. 1328,
New York, The Metropolitan Museum of Art
(The Cloisters Collection)

gefertigte Grisaille ist die älteste bislang bekannte Verbildlichung der Endphase eines Hosenkampfs[75].

Zwei Jahrzehnte später, um 1350, wurde in Flandern – wahrscheinlich in Tournai – ein Manuskript illuminiert, dessen Randleisten erstmals den Kampf selber im Bild vorführen. Es ist die schönste der über 30 erhaltenen Handschriften des ungemein beliebten Ritterromans *Les voeux du paon* von Jacques de Longyon, einem Nordlothringer. Diese um 1312 abgefaßte Fortsetzung des Alexanderstoffes ist vor allem dadurch bemerkenswert, daß darin zuerst Namen und Anzahl der Neun Helden – drei Juden, drei Heiden, drei Christen – in der seitdem kanonischen Abfolge festgelegt und damit als ritterliche Idealgestalten popularisiert werden.

75 Jean Pucelle, Petites Heures de Jeanne d'Evreux, Paris zw. 1325 u. 1328, f. 202, MS 54.1.2; vgl. Ausstellungskat. La Librairie de Charles V, Paris, Bibliothèque Nationale 1968, S. 69 Nr. 133.

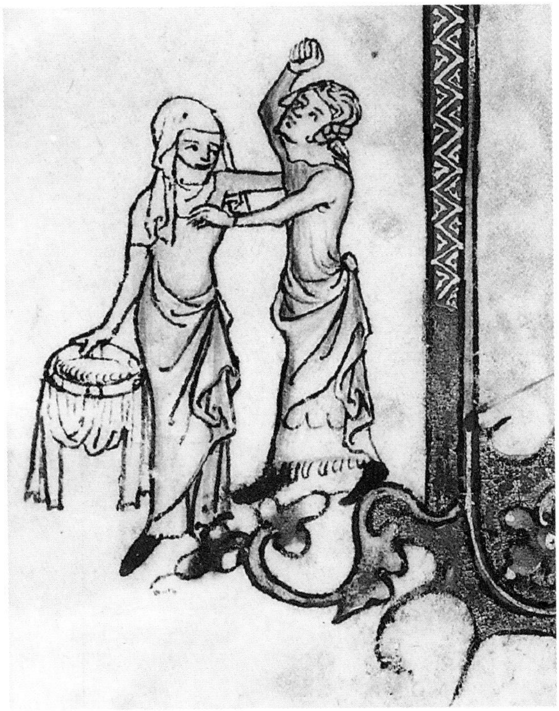

Streit um die Hose,
Randgroteske einer anonymen Buchmalerei
aus: Jacques de Longyon, *Les voeux du paon,*
Tournai (?), um 1350,
New York, Pierpont Morgan Library
(William S. Glazier Collection)

In unserer Handschrift, die sich heute ebenfalls in New York befindet[76], illustrieren 22 Miniaturen den Hergang der in fernen Ländern spielenden Abenteuer, während eine Fülle frecher Randgrotesken – meist kolorierte Federzeichnungen – die Freude des Illuministen am Seltsamen, Exotischen und Monstruösen spiegeln. Unter diesen Wildleuten, Affen und Schweinen, die menschliches Verhalten parodieren, den Kopflosen, Monstren, Fabelwesen und Nackten bei skatologischen Betätigungen, findet sich auch ein jugendliches Paar. Die Frau hält in ihrer Rechten eine deutlich erkennbare *braie*, während sie mit der Linken den Mann abwehrt, der sie mit erhobener Faust bedroht und mit der freien Hand energisch auf das ihm entwendete Kleidungsstück zeigt. Diese grobe Szene steht in ironischem Gegensatz zum Text dieser Seite,

76 Jacques de Longyon, Les voeux du paon, französisch-flämische Handschrift (Tournai?), um 1350, Pierpont Morgan Library, New York (William S. Glazier Collection), MS 24, f. 6v; vgl. Lilian M. C. Randall, Images in the Margins of Gothic Manuscripts Berkeley/Los Angeles 1960, Nr. 576 (mit irreführender Folioangabe).

der von »fine amours«, »weißem Busen« und verliebten Gedanken an die Schöne schwärmt, deren bloßer Anblick schon tausend Freuden beschere. Möglicherweise sind auf Buchrändern gotischer Handschriften noch weitere Szenen dieser Art zu entdecken.

Die Überlegung, wo sonst in der spätmittelalterlichen Kunst Plätze für ein derartig frivoles Motiv sein könnten, führt uns zu den Miserikordien der Chorgestühle.[77] Um ihren trivialen Zweck – älteren und kranken Mönchen während der langen Stundengebete dann und wann als Stütze zu dienen – zu kaschieren, verzierte man sie schon früh mit Schnitzereien. Diese Gesäßkonsolen unter den Klappsitzen ließ ihr wenig nobler Gebrauch für fromme Themen ungeeignet erscheinen. Außerdem waren sie verborgen genug, zumal das Betreten der Mönchschöre Laien verwehrt war, so daß sich auf ihnen populäre, erotische und skatologische Sujets zur Erheiterung der Brüder breit machen durften. Für die volkstümliche Bilderkunde sind diese »Faulenzer« neben den Randmotiven der Buchmalereien eine reichlich fließende Quelle früher Darstellungen. Die Bildschnitzer inspirierten sich neben köstlichen Szenen aus dem alltäglichen Leben an Sprichwörtern, Fabliaux und Märchenstoffen. Ganz besonders beliebt war der verprügelte Ehemann, dessen nacktes Hinterteil von seiner Frau mit einer Rute bearbeitet wird. Allein auf englischen Miserikordien hat man mindestens fünfzehn solcher Szenen gezählt, während das umgekehrte Motiv, das verdroschene Eheweib, dort nur ein- oder zweimal vorkommt. Letzteres war vermutlich ein zu alltägliches Vorkommnis und entbehrte deshalb jeglicher Komik und Pikanterie.

Auch in Flandern und Frankreich gehörte die derbe Szene zum Repertoire. In diesen Ländern gab es aber auch den Hosenkampf, der auf englischen Sitzkonsolen zu fehlen scheint. Am bekanntesten wurde der Streit um die *bruch* in der Kathedrale von Rouen[78], deren Chorgestühl zwischen 1457 und 1469 von französischen und flämischen Bildschnitzern unter der Leitung des Bildhauers Philippot Viart auf Kosten Kardinal d'Estoutevilles ausgeführt wurde. Mann und Frau, auf den Fersen einander gegenüber sitzend, zerren an der ominösen Bux. Der Ausgang des Kampfes läßt sich noch nicht absehen. Während das Paar der flandrischen Buchmalerei eine gewisse Eleganz und Zierlichkeit zeigt und der Ritterwelt zugehört, haben wir es hier mit biederen Bürgern, vielleicht Handwerkern zu tun. Beide tragen ein bodenlanges Gewand, was beim Mann keineswegs mehr der herrschenden Mode entspricht. Er hat einen runden Hut mit Aufschlag auf dem Kopf, ihr langes Haar ist unbedeckt, was vermutlich andeuten soll, daß sich die Szene in der häuslichen Intimität abspielt. Das

77 Dorothy u. Henry Kraus, Le Monde caché des miséricordes, Paris 1986; Gaignebet/Lajoux (wie Anm. 51).
78 Kraus, S. 65.

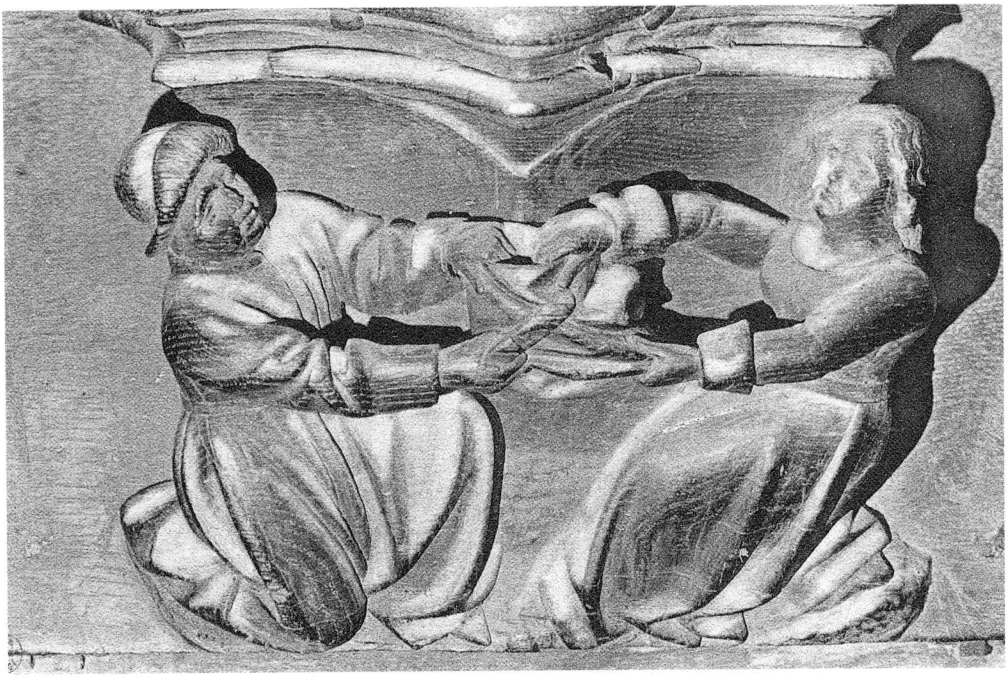

Hosenstreit,
Miserikord der Kathedrale Notre-Dame in Rouen,
zwischen 1457 u. 1469

Paar könnte unser Fabliau von Sire Hain und Dame Anieuse illustrieren. Nur wenige Jahre später hat der begabte Schreinermeister André Sulpice im Chorgestühl der Stiftskirche Notre-Dame in Villefranche-de-Rouergue (Aveyron) das gleiche Thema aufgegriffen.[79] Ein nicht mehr ganz junges Paar sitzt einander gegenüber, Fußsohle an Fußsohle gestemmt und klammert sich am Hosenbund fest. Die braven Leutchen in langen Gewändern, die Haare mit Kopftuch und Kapuze fest verhüllt, lassen eher an Klostergehorsam denken als an häusliche Querelen.

Im 16. Jahrhundert begegnet uns der Hosenstreit im flandrischen Hoogstraten, 39 Kilometer nördlich von Antwerpen.[80] Einer der 54 Sitze des zwischen 1531 und 1548 von Albrecht Gelmers auf Kosten des Grafen de Lalaing geschreinerten Chorgestühls der Katharinenkirche zeigt, wie er und sie an einer geschlitzten Kniehose zerren, die offensichtlich der Mann ausgezogen hat, denn er trägt nur ein Hemd. Die Frau in Schürze und Kopftuch hat eine lange Nase und ein spitzes Kinn, nach volkstümlicher Physiognomik Charakteristika böser Weiber.

79 Gaignebet/Lajoux (wie Anm. 51), S. 49.
80 Louis Maeterlinck (wie Anm. 51), S. 209.

In fröhlicher Nacktheit hingegen kämpft ein junges Paar auf einem der sechs Miserikordien des 16. Jahrhunderts, die in das ein Zentenarium jüngere Chorgestühl der Radegundiskirche von Presles im Oisetal eingebaut wurden. Diese überraschende Inszenierung des Themas läßt im ersten Augenblick Zweifel an der Richtigkeit der Deutung aufkommen. Aber die linke Person mit kleinen, festen Brüsten, fülligem Haar, nur von einem schmalen Lendentuch bedeckt, schwingt in der erhobenen Rechten eine Rute und versucht mit der Linken ihrem nackten Partner einen gefältelten Fetzen zu entreißen, den er mit beiden Händen energisch festzuhalten versucht. Hinter ihm wächst ein belaubter Baum. Worum, wenn nicht um die Hosen dieses Adams, soll der Streit gehen? Die Nacktheit mag hier das Grundsätzliche des Disputs unterstreichen und ihn ins Allgemeine ausweiten. Jedes Paar muß ganz von vorne beginnen, den Ureltern Adam und Eva vergleichbar. Noch sind beide in ihrer Blöße gleichgestellt. Aber der Ausgang dieses allegorischen Geschlechterkampfes ist vorprogrammiert.

Schließlich wird man auch unter den Fabelwesen, Monstren und Schwankmotiven fündig, die sich in Stein gehauen auf den Außenwänden gotischer Kirchen und Kathedralen breit machen. In Falaise (Calvados) hockt auf der Konsole eines Wasserspeiers an der ersten südlichen Kapellenwand der Dreifaltigkeitskirche dicht nebeneinander ein älteres Paar. Jeder faßt mit einer Hand ein Stoffstück an, das ohngeachtet seiner kuriosen T-Form sichtlich eine Hose vorstellen soll. Diese verwitterte Figurengruppe aus dem 15. Jahrhundert vermehrt die Bildkürzel der Hosenstreit-Metapher um ein bislang unbeachtetes Exemplar.

Sieht man von der heute noch gebräuchlichen Redensart *Die Hosen anhaben* ab, war der Erfolg dieses Motivs in keinem Medium so dauerhaft wie in der Druckgraphik. Vom späten 15. bis zum beginnenden 20. Jahrhundert halten den Hosenstreit Kupferstiche, Holzschnitte und Bilderbogen lebendig und passen ihn dem jeweiligen Zeitgefühl an. So spiegelt die im Laufe der Jahre veränderte Auffassung des Sujets den Stand der Geschlechterbeziehung zur Entstehungszeit der bildlichen Darstellung. Alle bekannten Belege aus dem 15. und die meisten des 16. Jahrhunderts stammen aus Deutschland.

Das älteste Exempel aus dem letzten Viertel des 15. Jahrhunderts gelangte 1872 aus der Sammlung T. O. Weigel in Leipzig nach London.[81] Johann David Passavant[82] beschreibt in seinem *Peintre-Graveur* den kolorierten, schwer beschädigten Kupferstich in Schrotblattmanier (es fehlt die linke Hälfte der Kontrahentin). Wie auf dem

81 London, The British Museum, Inv. Nr. 1872–6–8–394; 11,2 x 14,9 cm; Campbell Dodgson, Metalcuts of the XVth Century in the Department of Prints and Drawings in the British Museum, London 1937, Nr. 100, T. XLI.

82 Johann David Passavant, Le Peintre-Graveur, Leipzig 1860, Bd. I, S. 95.

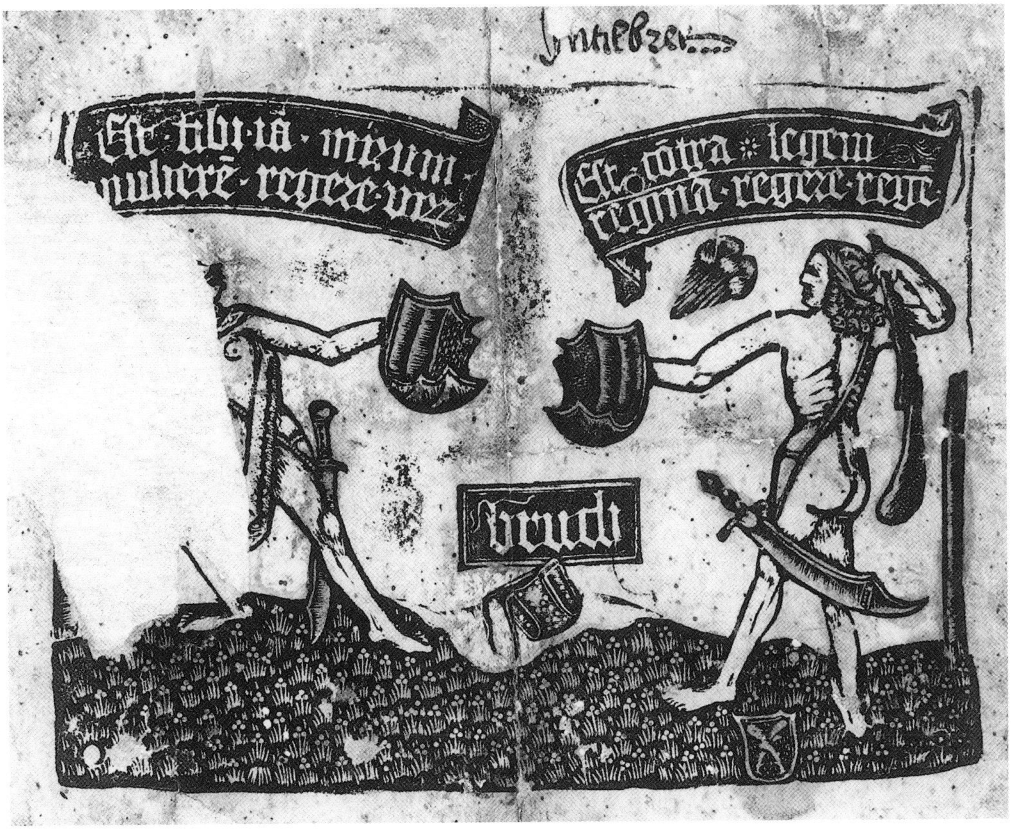

Zweikampf zwischen Mann und Frau,
Anonymer kolorierter Kupferstich in Schrotblattmanier, Oberrhein (?)
um 1480/1490, London, The British Museum

Miserikord in Presles sind beide Protagonisten bis auf eine Schärpe der Frau nackt, obschon auch sie mit Sicherheit keine Wildleute darstellen. Sie schützen sich mit gerollten Schilden (Tartschen), der Mann hat eine Keule als Waffe in Händen, diejenige der Frau fehlt. Beide tragen Schwerter umgehängt. Eine Blumenwiese ist Schauplatz der Allegorie. Banderolen deuten sie aus. Über der Frau steht *Est tibi iā mirum mulierē(m) regere vir(um)*, eine Behauptung, die über dem Mann noch verstärkt und vom Privaten ins Politische gesteigert wird, wenn es heißt *Est cōtra legem reginā regerē rege(m)*. Eine Frau, die den Mann beherrscht, verkehrt die Natur, ist das zu interpretieren, während eine Königin, die den König regiert, das Gesetz verletzt. Die Sprüche sind in leoninischen Hexametern abgefaßt, einer Verstechnik, die im 12./13. Jahrhundert vorherrschend war, um 1500 aber kaum noch gebraucht wurde. Das läßt eine Wiederverwendung älterer Sentenzen vermuten. Tatsächlich ist der zweite Spruch in einer in Breslau verwahrten, leider undatierten, mittelalterlichen Proverbiensammlung enthalten.[83] Das strittige Kleidungsstück liegt auf der Erde und um jeden Zweifel auszuräumen, liest man über ihm das deutsche Wort *bruch*, das von Passavant in seinem französisch abgefaßten Text irrtümlich mit *rupture* wiedergegeben wurde. Das Künstlerwappen rechts unten – zwei gekreuzte Keulen – identifizierte Schreiber[84] auf einem halben Dutzend oberrheinischer Metallschnitte, deren Stecher er den Notnamen »Keulenmeister« gab.

Das Motiv unseres Schrotblattes, das in seiner formalisierten Korrektheit eines Waffengangs weit entfernt ist vom improvisierten häuslichen Gezänke, könnte von Beschreibungen der Ordalkämpfe zwischen Mann und Frau beeinflußt sein, wie sie in der mittelalterlichen Rechtspraxis für seltene Vergehen (zum Beispiel Vergewaltigung) vorgesehen waren. Diese Texte sind meist auch illustriert, wie etwa Hans Thalhofers berühmtes Fechtbuch von 1443, das einige Abschriften verbreitet haben und das einen solchen todernsten Zweikampf eines Paares auf einer kolorierten Federzeichnung lebendig werden läßt.

Der in der gesamten Ikonographie des Themas einmalige Hinweis auf königliche Kombattanten ist im Zusammenhang eines so zweideutigen Motivs wie dem Streit um Hosen erstaunlich. Nur die Allegorisierung des Zweikampfs nimmt ihm das Unangemessene. Leider trägt das auf unserem Unikat am oberen Blattrand handschriftlich notierte, undeutbare Wort *Intilbret* – das möglicherweise ohne jeden Bezug zur Abbildung ist – nicht zur Lösung des Rätsels bei. Zwar ist der Ausgang dieses Machtkampfs noch ungewiß, doch der Appell an den weiblichen Teil, Natur und Gesetz zu respektieren, das heißt sich zu unterwerfen, ist unüberhörbar.

Ein anderer, etwa zeitgleicher Kupferstich von dem in Bocholt arbeitenden Meister Israhel van Meckenem (um 1440–1503) ist in 55 Exemplaren überliefert. Er wurde unter dem Titel *Das böse Weib* häufig reproduziert. Die rüde Szene gehört zu einer Folge von zwölf Blatt[85], die das Alltagsleben am Niederrhein um 1490 schildern. Paare verschiedenen Alters und unterschiedlicher Kondition sind in charakteristischer Kleidung, mit sprechenden Attributen, Haltungen und Gesten konterfeit und zum Teil von verschlungenen, leider unbeschrifteten Spruchbändern umrahmt. »Das ungleiche Paar«, »Der Ritter und seine Schöne«, »Die Kirchgänger«, »Der Jüngling mit dem Falken und das Edelfräulein«, «Der Gaukler und seine Frau«, »Der Lauten-

83 Für Hinweise auf die Verstechnik und den von Hans Walther, Initia Carminum ac versuum medii aevi posterioris latinorum, Göttingen 1959 als Nr. 5631 in dem Manuskript 1.0.44, f. 128v der Breslauer Univ. Bibl. nachgewiesenen Spruch, bin ich Nikolaus Henkel zu Dank verpflichtet.

84 W. L. Schreiber, Handbuch der Holz- und Metallschnitte des XV. Jhs., 1928 (Reprint Stuttgart 1969), Bd. V Nrn. 2191 u. 2763.

85 15,9 x 10,9 cm; Heinrich Kohlhausen, Israhel van Meckenem als Schilderer niederrheinisch-westfälischen Lebens in: Israhel van Meckenem – Goldschmied und Kupferstecher. Zur 450. Wiederkehr seines Todestages, hrsg. von der Stadt Bocholt, Dortmund 1953.

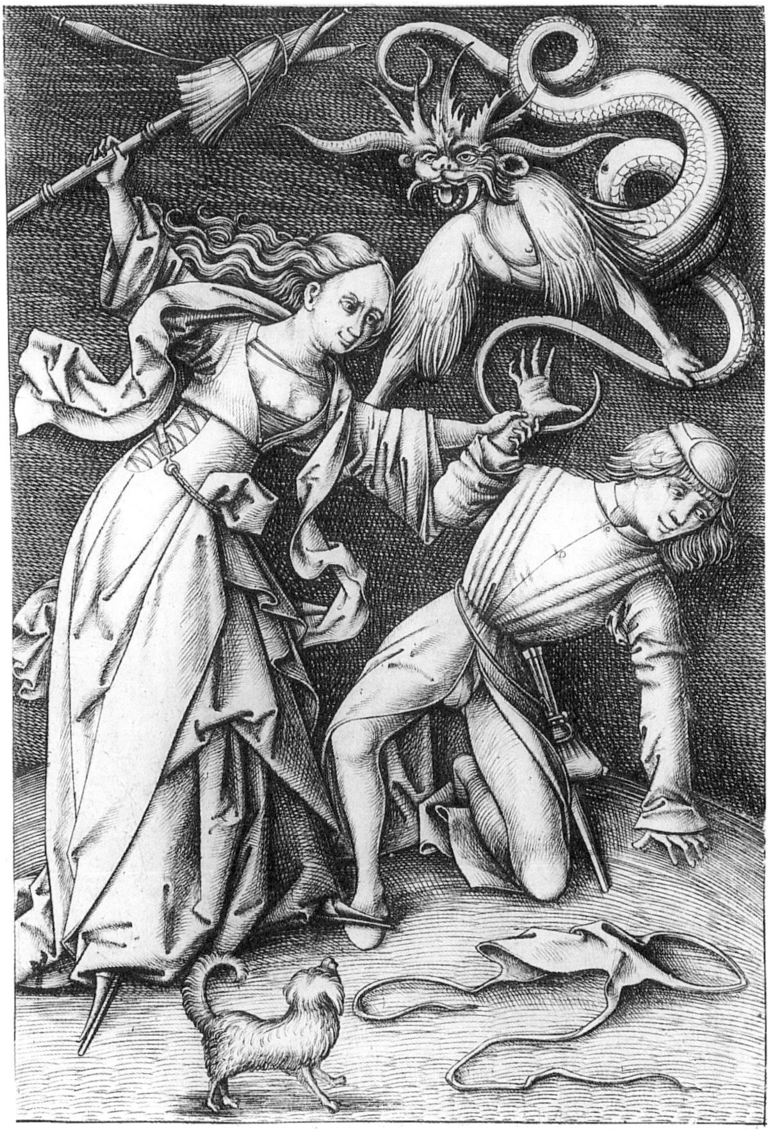

Israhel van Meckenem, *Das böse Weib*,
Kupferstich, Niederrhein um 1490,
Kunstsammlungen der Veste Coburg

schläger und die Harfenspielerin«, »Das auf dem Bette sitzende Paar« sind die Themen. Möbel und Geräte verstärken noch das Interesse an diesem Zyklus, der, wenn man die Zahl der erhaltenen Blätter betrachtet, überaus beliebt gewesen sein muß. Zwischen diesen zwölf Paaren ist neben Einverständnis und Verbundenheit auch Resignation und Enttäuschung zu spüren, aber nur eines liegt im offenen Streit. Die junge Frau mit flatterndem Haar greift ihren in die Knie gesunkenen Ehemann am

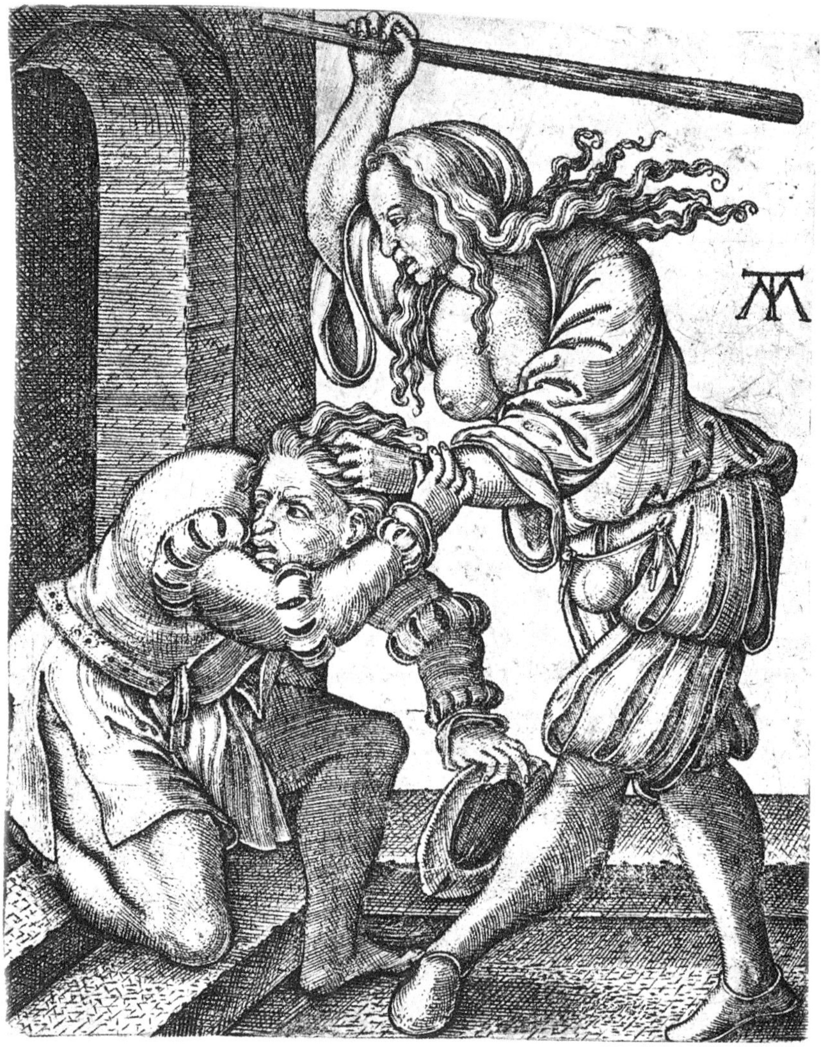

Monogrammist MT, Kupferstich, um 1540/43,
Wien, Graphische Sammlung Albertina

Handgelenk, bereit, mit dem erhobenen Spinnrocken auf ihn einzuschlagen. Mit ihrem linken, überspitzen Schuh tritt sie in stolzer Herrschaftsgebärde auf seinen Fuß. Am Boden liegt das Objekt des Kampfes, die *bruch*. Ein langschwänziger Teufel – aus Schongauers *Versuchung des hl. Antonius* übernommen – stachelt die wütende Eva an. Noch hat der Mann Tasche und Messer umhängen, aber da er sich nicht wehrt, ist der Ausgang des Kampfes schon zu ahnen. Daß neben Machthunger auch erotische Zügellosigkeit das böse Weib antreibt, erkennt man, weil sie als einzige Frau der ganzen Folge ihr Haar weder durch eine Haube noch einen Kranz sittsam gebändigt hat.

Ein halbes Jahrhundert später, um 1540/43, stellt der Monogrammist MT[86] das sexuelle Dominanzstreben der Frau beim Hosenkampf auf einem Kupferstich überdeutlich vor Augen. Nicht nur die langen, flatternden Locken der Dame deuten es an, sondern auch der volle, nackte Busen, der ihrer Bluse entquillt. Sie trägt bereits die dem Manne entrissene, nach der herrschenden Mode geschlitzte und doppelt gepuffte Hose, deren auffallende Schamkapsel bei der Frau obszön wirkt. Warum sie noch immer mit einem Prügel auf ihr ängstlich geducktes Gespons eindrischt, wird nicht klar. Er bietet, entmachtet und entmannt, einen jämmerlichen Anblick. Die Szene spiegelt einen Alptraum wieder, der im 16. Jahrhundert verbreitet gewesen sein muß. Zahlreiche, immer wieder formulierte Themen der Weibermacht und -list zeugen von der geradezu obsessionellen Angst vor der starken Frau in dieser Zeit und der Verführung durch sie. Es sei nur an die vielen Darstellungen Samsons erinnert, der durch Dalila Kraft und Leben verliert, an Vergil, der im Korb halb zum Fenster der Angebeteten hochgezogen, dem Spott der Leute ausgesetzt wird, oder an Aristoteles, dem die schöne Phillis den Verstand raubt, bis sie ihn zuletzt zum Reittier erniedrigt.[87] In diese Gesellschaft warnender Exempel gehört auch unser Blatt.

Thomas Murner[88] weiß noch von anderen Paaren. In seiner *Geuchmat* zählt er sie zur Abschreckung auf. König Ninus beispielsweise klagt, daß er seine Frau Semiramis »meister werden« ließ und daß »sy regiert als myn landt«. Der Buchholzschnitt des Monogrammisten C A, der den Erstdruck der *Geuchmat* von 1519 an dieser Stelle ziert, zeigt Semiramis in schwerer Ritterrüstung und ihren Mann im kurzen Mantel. Stolz deutet sie in dem engen Gemach – vielleicht der Rüstkammer – auf eine an der Wand hängende *bruch*, Sinnbild der Herrschaft, die sie dem verliebten König für fünf Tage abgeschwatzt hat, eine Zeit, die sie nutzte, um sich die Alleinherrschaft zu sichern.[89]

Auch der Mythos von Herkules bei Omphale, die den Helden dazu bringt, daß er Frauenarbeit tut und seine Taten vergißt, gehört zum bevorzugten Themenrepertoire des 16. Jahrhunderts. Eine besonders tragische Vision des Heroen gibt Hans Cranach 1537 auf seinem Gemälde *Herkules unter den Dienerinnen der Königin Omphale*[90]. Die raffinierten Lydierinnen, hübsche, hochmodisch gekleidete Cranachmädchen, verspotten den von der Liebe gebrochenen Helden, drücken ihm Spinnrocken und

86 Wien, Albertina, Inv. Nr. D.I.24.S.56; nach Thieme/Becker, Allgemeines Lexikon der bildenden Künstler, Leipzig 1907 ff. (Reprint: München 1992), Bd. 37 entbehrt die Auflösung der Initialen M T. zu Martin Treu jeder Grundlage. Abgeb. in: Zemon Davis (wie Anm. 67), S. 147.

87 Lexikon der christlichen Ikonographie, hrsg. von Engelbert Kirschbaum, 8 Bde., Freiburg i. Br. 1971, Bd. III Sp. 269 f.; Ausstellungskat. Lukas Cranach, hrsg. von Dieter Koepplin und Tilman Falk, Basel 1974, Kunstmuseum, Bd. II, S. 562 ff.

88 Thomas Murner, Die Geuchmat, Basel 1519, mit 54 Holzschnitten, Kap. 30.

89 Elisabeth Frenzel, Stoffe der Weltliteratur, Stuttgart 1970[3], S. 672–675.

90 Ausstellungskat. Cranach (wie Anm. 87), Bd. I, farb. Abb. S. 337 T. 21.

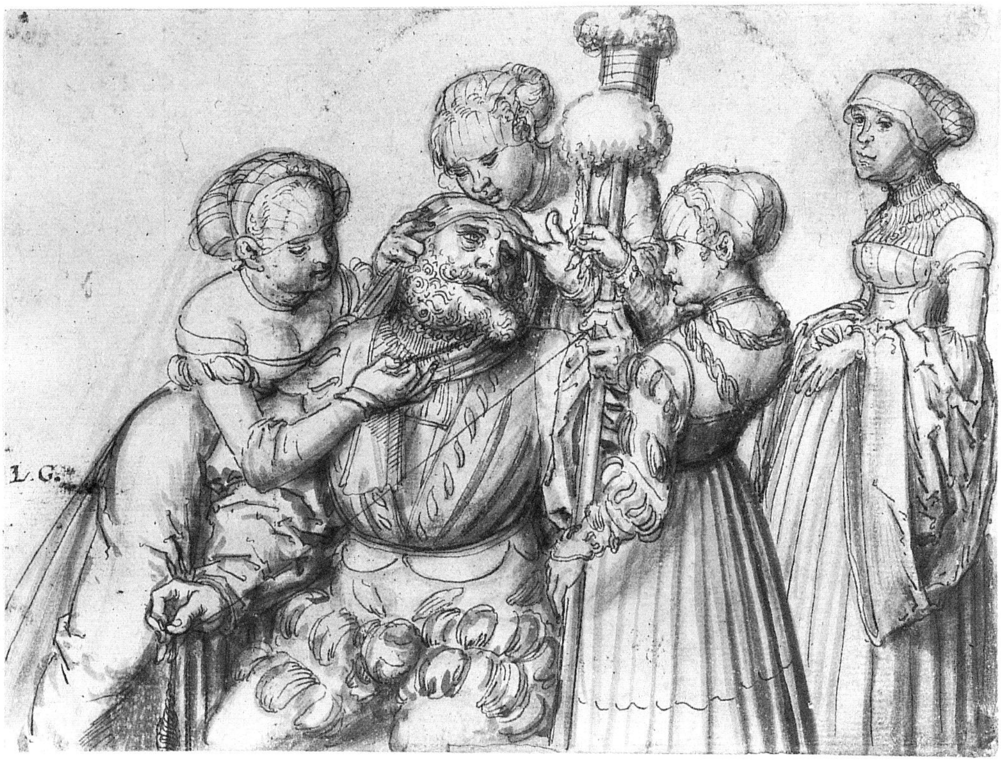

Hans Cranach, *Herkules bei Omphale,*
Lavierte Federzeichnung, um 1537, Berlin, Kupferstichkabinett

Spindel in die Hände und bedecken sein Haar mit einer Frauenhaube, eine Geste, die den Hosenraub umkehrt. In bürgerlichem Gewand hat diesen Mythos schon im ausgehenden 15. Jahrhundert – noch ehe er diesseits der Alpen Fuß gefaßt hatte – Israhel van Meckenem[91] auf einem Kupferstich vorweggenommen. Er zeigt einen von seiner Frau zum Garnspulen gezwungenen Ehemann. Mit gekreuzten Beinen hockt der ängstlich zu seiner Herrin schielende Schwächling auf einem Schemel, Haspel und Rolle in Händen, während sie neben ihm sitzend den Spinnrocken schwingt und zum Schlag ausholt. Gleichzeitig zieht sie sich mit der Linken die schon eroberte Hose an. Vom Meister des Dutuitschen Ölbergs[92] wurde Meckenems unterjochter Ehemann kopiert und variiert. Bei ihm trägt der Mann eine bodenlange Schaube, was ihn als alt kennzeichnet und den Streit zusätzlich motiviert. Er sitzt seiner jungen Gefährtin, die in einem Sessel thront, demütig zu Füßen. Auch sie schlüpft in das symbolträchtige Kleidungsstück.

91 9,2 x 9,4 cm; (wie Anm. 85), T. 9/14; Max Lehrs, Geschichte und kritischer Katalog des deutschen, niederländischen und französischen Kupferstichs im XV. Jh., Wien 1908 ff., Bd. IX, Nr. 473.

92 9,7 x 7,3 cm; Max Geisberg, Der Meister E. S., Leipzig o. J., T. 69; Lehrs, Bd. III, Nr. 101.

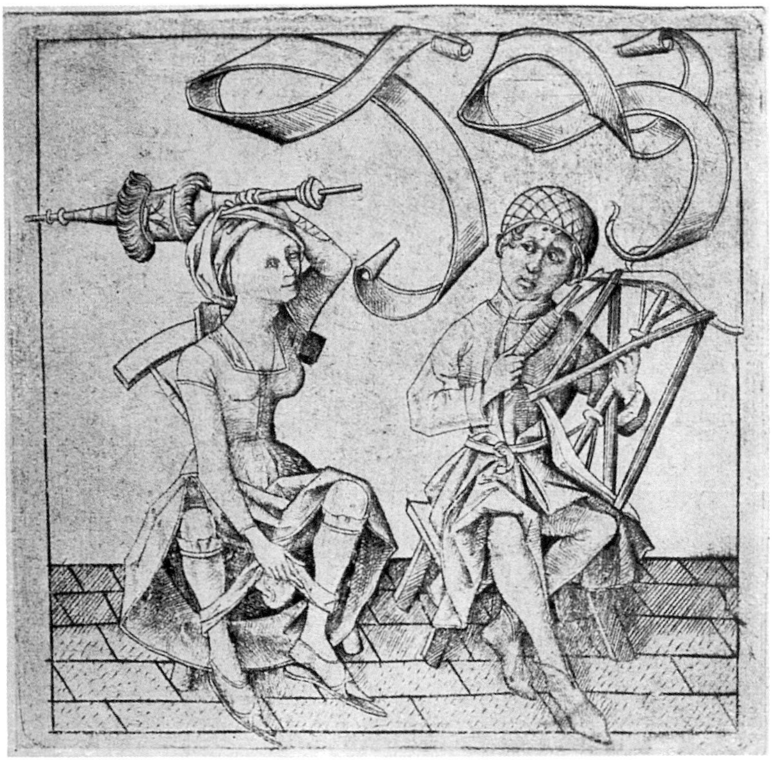

Israhel van Meckenem, *Der unterjochte Ehemann*,
Kupferstich, Niederrhein um 1490

Das demonstrative Anziehen der *bruch* legt den Gedanken nahe, daß einige isolierte Darstellungen dieses Tuns symbolisch gemeint sein könnten und nicht einfach nur die alltägliche Geste des Ankleidens schildern. Die Seltenheit weiblichen Hosentragens – auch als Unterwäsche waren sie ja bis zum 18. Jahrhundert nahezu unbekannt – spricht für die tiefere Bedeutung. An der spätgotischen Kirche Notre-Dame in Carentan (Manche) schlüpft auf einer Konsole, in der die Umrahmung des Kapellenfensters in der nördlichen Querhausecke des Außenbaus ausläuft, ein weibliches Wesen mit sichtlichem Genuß in ein Beinkleid.[93] Die gleiche Szene ist auf einem Miserikord des 15. Jahrhunderts[94] zu sehen. Irritierend ist hier nur der traurig-abwesende Gesichtsausdruck der geschreinerten Frau, die fern jeden Triumphgefühls diese letzte Handlung nach ihrem Sieg – wenn die Deutung richtig ist – vollzieht. Sie trägt ein enges, langes Kleid, ein den Kopf fest umschließendes Tuch, die Füße sind nackt. Es könnte eine junge Bäuerin gemeint sein.

93 Gabrielle Thibout, Notre-Dame de Carentan (Manche), in: Congrès archéologique de France, Paris 1966, S. 224.
94 Kraus (wie Anm. 77), S. 133.

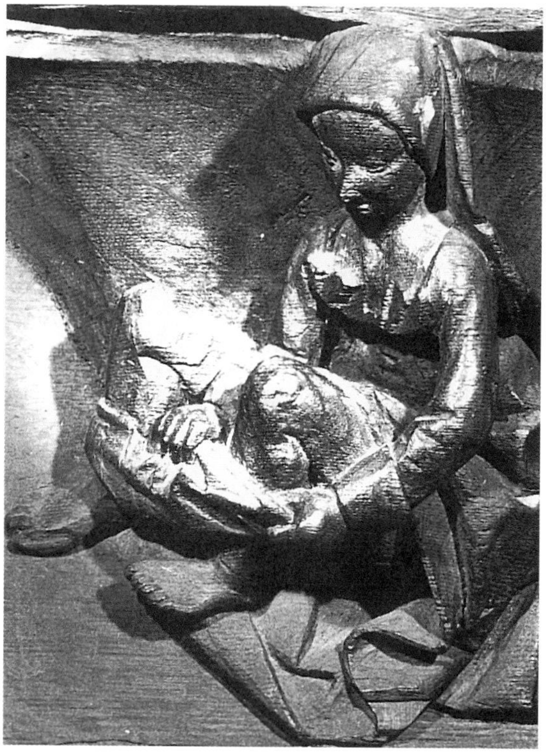

Junge Bäuerin zieht sich die Hosen an,
Miserikord der Kirche Saint-Saturnin in Saint-Cernin (Cantal),
15. Jahrhundert

Die garnabwickelnden Ehemänner auf van Meckenems Kupferstich und dem seines Kopisten teilen das Schicksal mit dem Verlierer in Hans Sachs' Fastnachtsspiel, der neben anderen Frauenarbeiten auch »spinnen und das Garn abweifen« will. Der biedere Titelholzschnitt der 1553 (?) in Nürnberg gedruckten Erstausgabe von *Der böß rauch im Hauß mit dreyen personen kürtzweylig zu hören* zeigt ein mit Knüppeln bewaffnetes Handwerkerpaar, die strittige *bruch* als undefinierbares schwarzes Etwas in Händen. (Abb. S. 43) Der lamentable Ausgang des Kampfs ist noch ungewiß und man errät nicht, daß dieses kräftige Mannsbild seiner Frau das Angebot machen wird, ihr die Hosen höchstselbst anzulegen.

Diesen Gipfel der Demütigung finden wir in den Niederlanden und am Rhein im 16. und frühen 17. Jahrhundert mehrfach ins Bild gesetzt. Zuerst um 1550 auf einer fünf mal viereinhalb Zentimeter kleinen Radierung von Cornelis Massys[95]. Die in

95 F. W. H. Hollstein, Dutch and Flemish Etchings, Engravings and Woodcuts, Amsterdam 1949 ff., Bd. XI, Nr. 129.

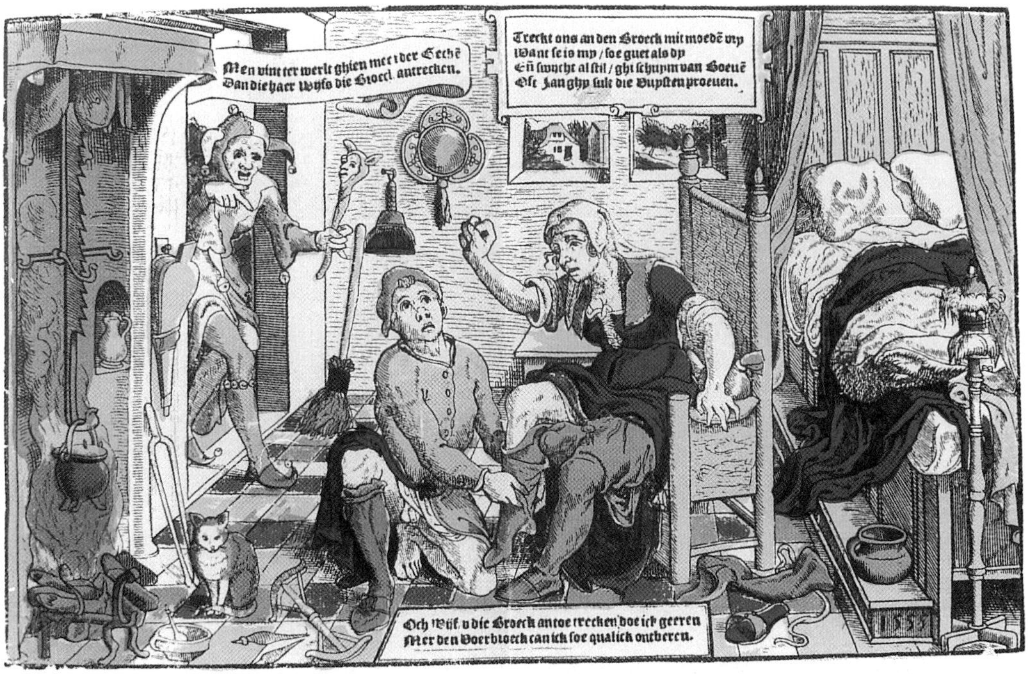
Men vint ter werlt ghien meerder Gecke
Dan die haer Wyfs die Broeck antrecken.
Treckt ons an den Broeck mit moedē vry
Want se is my / soe guet als dy
Eñ swycht al stil / ghi schuym van Boeuē
Oft Jan ghy sult die Buysten proeuen.
Och Wijf, u die Broeck antoe trecken doe ick geeren
Mer den Voerbroeck can ick soe qualick ontberen.

De strijd om de broek, Anonymer kolorierter Holzschnitt, Amsterdam 1555, Amsterdam, Rijksprentenkabinet

einer engen Kammer sitzende Vettel bedroht mit geballter Faust den sich instinktiv mit der Linken schützenden Mann, der ihr zu Füßen kauert und versucht, ihr mit der Rechten die *broeck* hochzuschieben. Auch ein 1555 datierter, kolorierter Holzschnitt in Bilderbogenmanier aus Amsterdam führt den unterlegenen Ehemann vor, wie er seinem Weibsteufel die Hosen anstreift.[96] Ein Narr mit Kappe und Zepter kommt zur Tür herein und kommentiert das Geschehen folgendermaßen: »Man findet auf der Welt keine größeren Gecken, als die ihren Frauen die Hosen anstecken«. Der unterwürfige Mann ist jünger als seine Angetraute, die noch immer tobt, mit der Faust droht und offensichtlich von Cornelis Massys geklaut ist. Man darf wohl in dem anonymen Blatt eine Warnung auf die Folgen einer Interessenheirat sehen. Es scheint, als ob hier die Meisterin ihrem ehemaligen Gesellen die Machtverhältnisse (am Morgen nach der Hochzeitsnacht?) klar machen möchte. Eine ähnliche Szene mit der sinngemäß gleichen Inschrift schildert der 1607 datierte Kupferstich von Pieter Serwouters (1586–1657) nach einer Zeichnung von David Vinckeboons (1576–1623).[97] Hier dürfte mehr die Verliebtheit des jungen Mannes der Grund seiner Nachgie-

96 De strijd om de broek, in: Maurits de Meyer, De Volks- en Kinderprent in de Nederlanden van de 15^{e} tot de 20^{e} eeuw, Amsterdam 1962, T. 12.
97 Eduard Fuchs, Illustrierte Sittengeschichte, Bd. I: Renaissance, S. 57 Nr. 48.

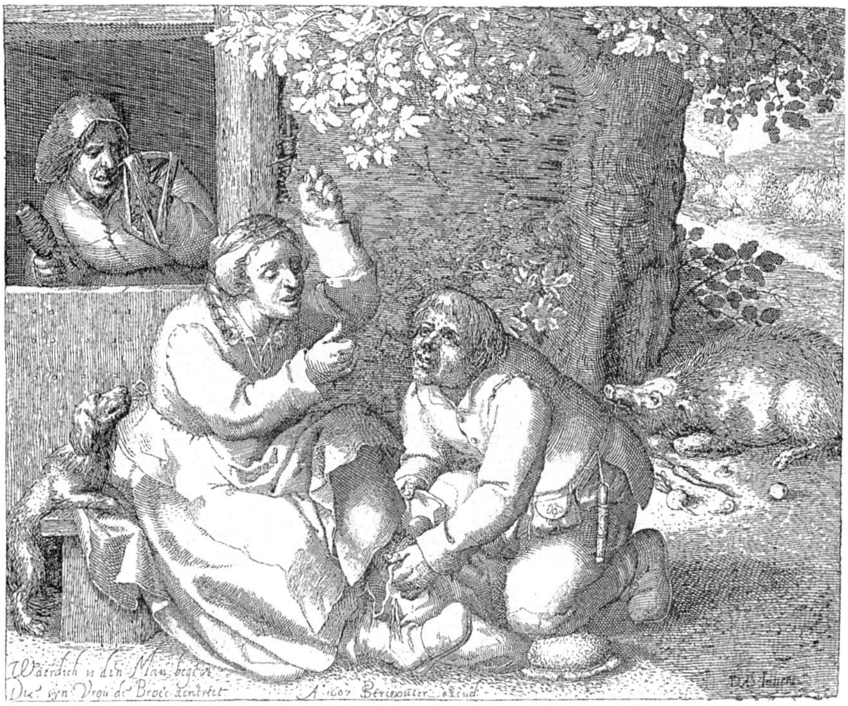

David Vinckeboons,
Waerlich is din Man begect/Die syn Vrou de Broec antrect,
in Kupfer gestochen von Pieter Serwouters, 1607

bigkeit sein. Die Szene spielt im Freien neben einer Eiche. Aus dem Fenster im Hintergrund blickt eine Alte mit Haspel und Garnrolle spöttisch auf den Bauerntölpel, der seiner jungen Frau die Bux anzieht. Eine vierte Variante stammt von dem in Köln zwischen 1590 und 1639 nachweisbaren Augustin Braun.[98] Es handelt sich um eine lavierte Federzeichnung, die vermutlich als Vorlage für einen Kupferstich dienen sollte. Bisher ist allerdings keine entsprechende Graphik bekannt geworden. Bei Braun ist der Mann, der seiner Schönen in die eigene Kniehose hilft, um vieles älter. Sie zieht ihm auch noch die Kappe vom Kopf: die Liebe macht die Männer zu Narren, lautet die Bildbotschaft. Brauns Zeichnung vereint – ein einmaliger Fall – beide Hosenstreitmotive, denn im Hintergrund toben die sieben Frauen im Kampf um den Mann, der von einem Beinkleid vertreten wird.

98 Köln, Wallraf-Richartz-Museum, Inv. Nr. 1964/28; 17,3 x 27 cm; Horst Vey, Der Kampf um die Hosen, in: Museen in Köln, Bulletin, 3. Jg. Heft 4, April 1964, S. 271 f. – Ob der Kupferstich *Le pauvre badin* von Pierre Brebiette, den Le Blond um 1630/40 in Paris verlegte, zu diesem Motivstrang gehört, ist trotz der gleichen Elemente nicht ganz klar. Der heiße Tränen vergießende, verliebte Trottel kniet vor (s)einer Frau, die eine Rute neben sich liegen hat. Er macht sich an ihren Füßen zu schaffen, aber er könnte sie ebensogut abtrocknen als ihr eine Hose anstreifen. Auch der Text schweigt sich über das Kleidungsstück aus. Eine Nachbarin schaut durchs Fenster. Möglicherweise wollte der französische Stecher das Geschehen absichtlich im Unklaren lassen. Paris, Bibl. Nat. Est. Ed 23 f. 39; Beaumont-Maillet (wie Anm. 65) S. 55 Nr. 44.

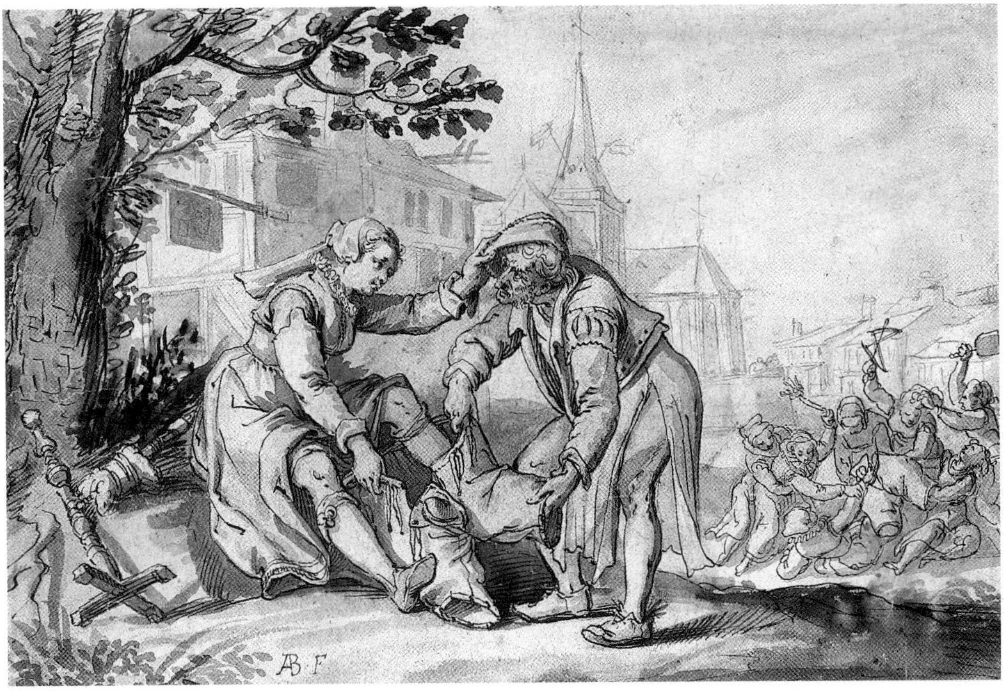

Augustin Braun, Lavierte Federzeichnung,
Köln Anfang 17. Jahrhundert,
Köln, Wallraf-Richartz-Museum

Zu einem regelrechten Krieg der Geschlechter weitet sich der eheliche Hosenzwist auf einem anonymen Kupferstich aus, der im späten 16. Jahrhundert von Joos Boscher in Antwerpen verlegt wurde.[99] In einer scheunenartigen Bauernkate bekämpfen sechs Frauen fünf Männer, während zwei weitere Bäuerinnen durch die offene Tür zuschauen. Zerbrochenes Arbeitsgerät liegt am Boden, die Männer werden arg bedrängt, eine Frau schwingt schon die Fahne, auf der *D'Overhant* zu lesen steht, ein Mann kniet mit bittend erhobenen Händen vor seinem Weib, ein anderer versucht verzweifelt, das seine am Anziehen der Hose zu hindern; oder soll man ihn als Gefährten jener masochistischen Ehemänner sehen, die ihrer Frau noch selber helfen, das Machtsymbol anzulegen? Diese erstaunliche weibliche Solidarität machte freilich keine Schule, das Blatt ist ein Einzelfall, und die Eroberung der ehelichen Macht blieb weiterhin ein einsames Geschäft. Die flämischen und französischen Inschriften rük-

99 Paris, Bibl. Nat. Est. Tf. rés.; 25 x 36,3 cm; Joos(t) Bo(s)scher ist vermutlich vor September 1591 gestorben. Vgl. Ausstellungskat. Le Héraut du Dix-Septième Siècle – Dessins et Gravures de Jacques de Gheyn II et III, Paris, Institut Néerlandais, 1985, S. 73 Anm. 1; abgeb. in: Maurits de Meyer, Populäre Druckgraphik Europas: Niederlande, München 1970, S. 122 Nr. 109 und Beaumont-Maillet (wie Anm. 65), S. 15; vgl. auch Walter S. Gibson, Some Flemish Popular Prints from Hieronymus Cock and His Contemporaries, in: Art Bulletin, Dez. 1978, Bd. 60, S. 677 ff.

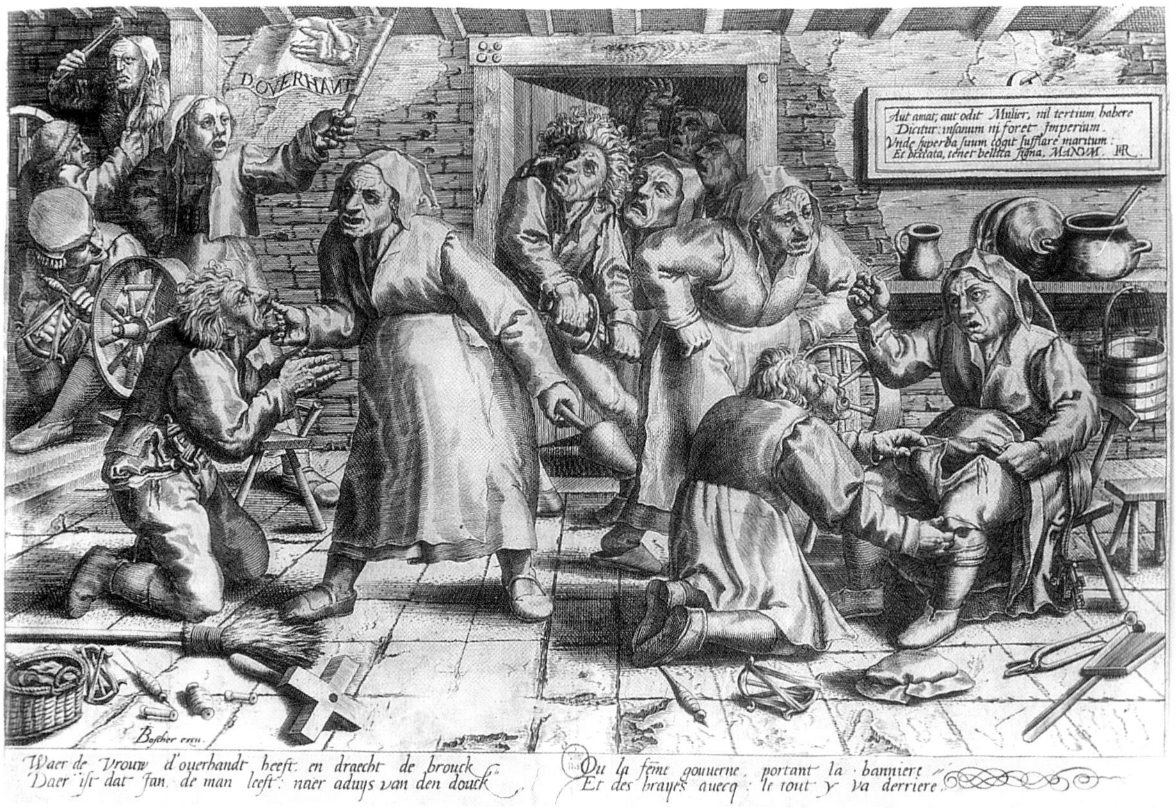
D'OVERHANT
Aut amat; aut odit Mulier, nil tertium habere
Dicitur: insanum ni foret Imperium.
Vnde superba suum cogit sufflare maritum:
Et braccata, tenet bellica signa, MANVM. HR
Boscher exc.
Waer de Vrouw d'ouerhandt heeft: en draecht de brouck
Daer ist dat Jan. de man leeft: naer aduys van den douck
Ou la feme gouuerne, portant la bānniere
Et des brayes auecq: le tout y va derriere.

Der Streit um die Hose,
Anonymer Kupferstich bei Joos Boscher, Antwerpen um 1590,
Paris, Bibliothèque Nationale Estampes

ken ohnehin alles wieder ins Lot, erklären sie doch, wo die Frauen Fahne und Hosen tragen, gehe alles drunter und drüber.

Auf Jan Theodor de Bry scheint jene überzeugende Bildformel zurückzugehen, die in der populären Druckgraphik für den Hosenstreit im Bauernmilieu bis ins 19. Jahrhundert Nachahmung fand. Der 1561 in Lüttich geborene Flame war in Frankfurt am Main tätig, wo er 1623 starb. Seine 1593 entstandenen *Emblemata saecularia saeculi hujus mores exprimentia* erschienen 1596 in Frankfurt und 1611 in zweiter Auflage in Oppenheim im Druck. Die 72 Kupferstiche mit Impresen und ausdeutenden Epigrammen unterscheiden sich von der verschlüsselten, humanistisch-gelehrten oder höfischen Emblematik seiner Zeit durch die Volkstümlichkeit der benutzten Sprichwörter und allgemein bekannten Redensarten. Das Motto *Subligar ipsa mei de braca insisto mariti* (Ich will die Hosen meines Mannes selbst anlegen) wird von einem Bauernpaar illustriert, das versucht – jeder mit einem Bein – in

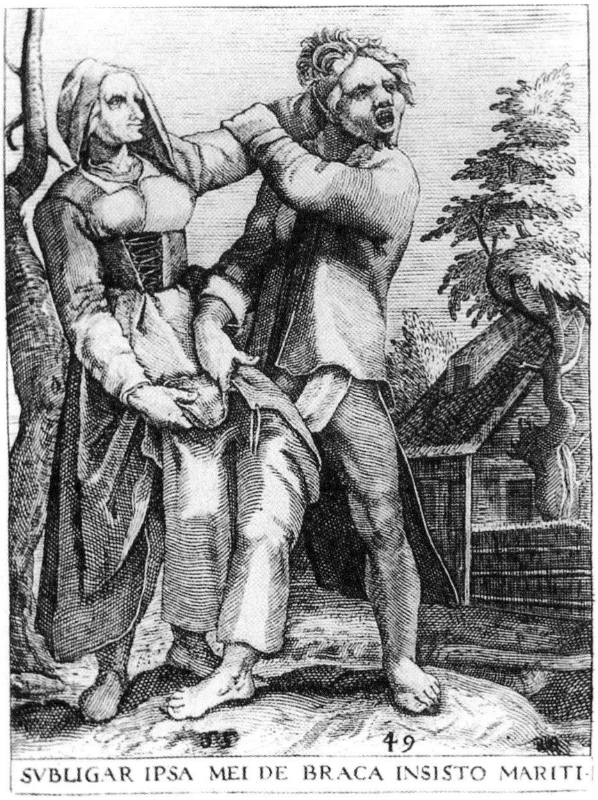

Jan Theodor de Bry, *Subligar ipsa mei de braca insisto mariti* (Ich will die Hosen meines Mannes selbst anlegen), Kupferstich aus: *Emblemata saecularia saeculi hujus mores exprimentia*, Frankfurt a. M. 1596, Nr. 49

die gleiche lange Hose zu schlüpfen. Die energische Frau reißt ihren Mann an den Haaren. Er hat den Mund zu einem Schmerzensschrei kreisrund geöffnet und versucht mit der Linken, das rabiate Weib abzuwehren. Jegliche Anspielung auf einen erotischen Aspekt des Machtkampfs ist hier getilgt. Es geht, wie bei Piaucele oder Hans Sachs, allein um die häusliche Herrschaft. »Nimstu ein reichere dann du/ O wehe/ so helff dir Gott darzu«, werden die heiratswilligen Burschen gewarnt, denn:

»Es ist groß Creutz im Hauß
All Wohlfahrt weicht auch drauß
Wanns Weib den Man anficht
Ihr Bein in die Hosen sticht!«[100]

100 Jan Theodor de Bry, Emblemata Saecularia, Moeurs et coutumes au XVIe siècle, Faksimile der Ausgabe Oppenheim 1611, hrsg. von Fr. Warnecke, Paris 1895, Nr. XLIX.

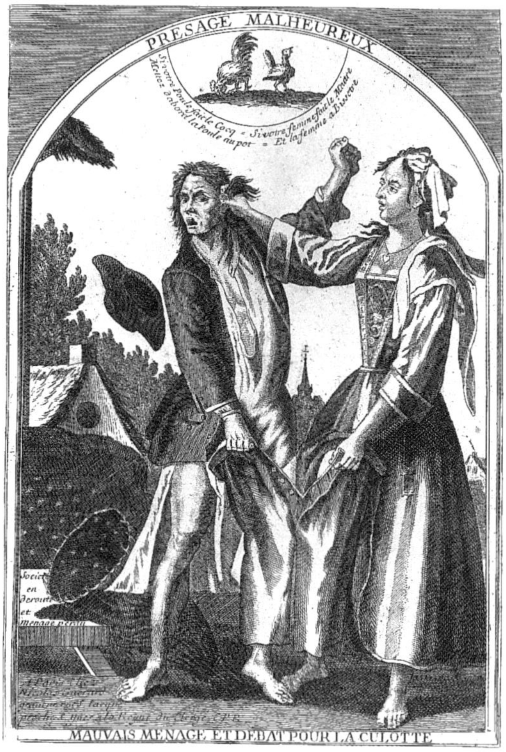

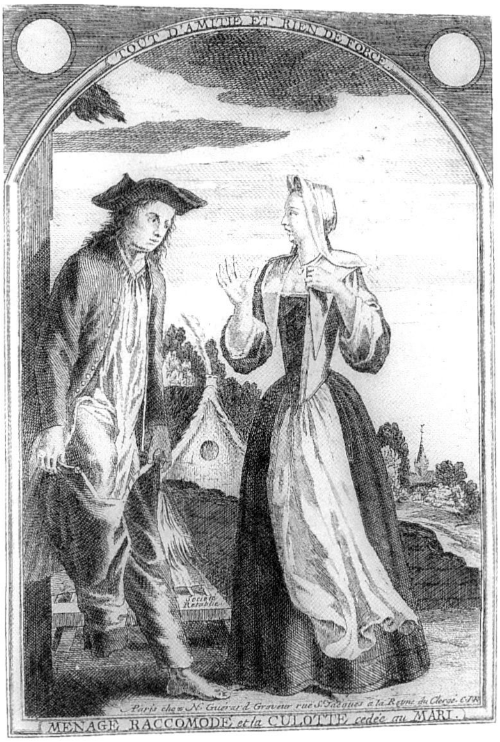

Mauvais ménage et débat pour la culotte – Ménage racommodé et la culotte cédée au mari,
Zwei kolorierte Kupferstiche bei Nicolas Guérard,
Paris um 1690/1700, Paris, Bibliothèque Nationale Estampes

Dieses krude Bauerngenre wurde in Paris von dem Kupferstecher und Graphikhändler Nicolas Guérard um 1690/1700 ziemlich getreu in seine Moralitätenfolge[101] übernommen. Als unheilvolles Vorzeichen fügt er über der Szene die Henne hinzu, die zu krähen versucht, denn »femme qui parle comme homme et geline qui chante comme coque ne sont bonne à tenir« oder, mit einem deutschen Sprichwort ausgedrückt, »Es steht dem Ehstand übel an, wenn die Henne kräht vor dem Hahn«. Mit diesem geläufigen Beispiel aus dem bäuerlichen Wirtschaftsbereich wird die natürliche Überlegenheit des Mannes betont und gleichsam bewiesen. Alles geht bei dem rüden Kampf drunter und drüber. Der Hut des Bauern fliegt davon, der Bienenkorb stürzt um, so daß das Volk ausschwärmt. Der Ehezwist ist drauf und dran, alles zu ruinieren. Aber Guérard fügt eine zweite Szene hinzu: *Ménage racommodé et la culotte cédée au mari.*(Die Ehe ist geflickt, und die Hose bleibt dem Mann.) Auf ihr gibt sich »Margot« mit dem Rock zufrieden und »Jean« steigt wieder in seine Hosen, die

101 Paris, Bibl. Nat. Est. Te 23 f.; je 28 x 18 cm; Les moralités de Guérard umfassen 79 Blatt; Beaumont-Maillet (wie Anm. 65), S. 16.

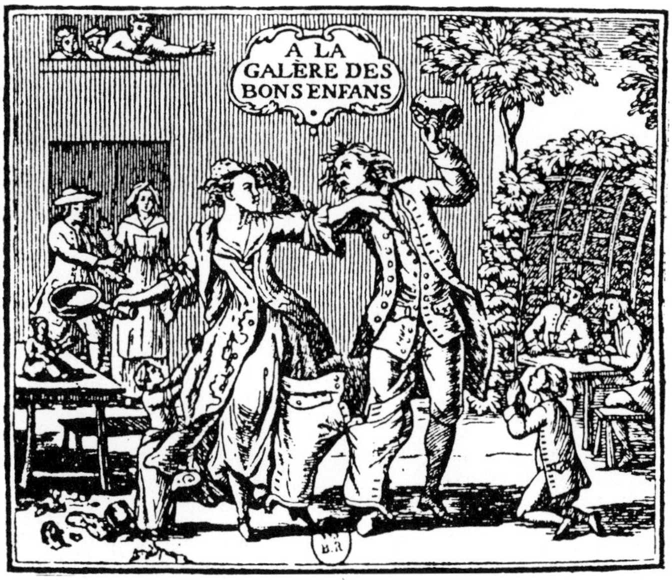

Jean-Michel Papillon, *A la galère des bons enfans,*
Holzschnittvignette, Mitte 18. Jahrhundert

Bienen kehren in ihren Korb zurück, die Ehe ist geflickt und die Gesellschaft erneut intakt. Als Käufer dieser Blätter sind Stadtbürger zu vermuten, deren Interesse am rustikalen Genre seit Dürers Bauerntänzen nachzuweisen ist. Man amüsiert sich über die groben Sitten des Landvolks. Der Haarlemer Bilderbogenverleger Jan van Lee[102] vergröbert in der Mitte des 18. Jahrhunderts Guérards Kupferstiche und übersetzt sie ins volkstümliche Medium kolorierter Holzschnitte. Um 1820 imitiert J. Noman[103] im holländischen Zaltbommel die beiden Szenen und nur wenig später, zwischen 1823 und 1829, erscheint in Nantes bei »Roiné père et fils«[104] ein Bilderbogen mit dem burlesken Sujet und einem Chanson, das vom Mißgeschick des Bauernburschen in seiner Ehe erzählt. Auf dem bretonischen Blatt fehlen weder die fliehenden Bienen noch die krähende Henne.

Nur ein einziges Mal scheint sich dieser Kampf in einem städtischen Milieu abzuspielen. Auf einem Holzschnitt von Jean-Michel Papillon (1698–1776)[105] stehen die groben Methoden in ziemlichem Kontrast zur zierlichen Rokokokleidung der beiden Hauptakteure, die sich gegenseitig mit Weinkrug und Pfanne bedrohen. Kinder,

102 27,7 x 33,5 cm (beide Holzschnitte); Emile van Heurck/G. J. Boekenoogen, L'Imagerie populaire des Pays-Bas, Belgique et Hollande, Paris 1930, farb. Abb. zw. S. 32 u. 33.
103 Amsterdam, Prentenkabinett, Sammlung Waller 02; je 21 x 15 cm; Meyer (wie Anm. 99), S. 151.
104 Laure-Paul Flobert, La femme et le costume masculin, in: Vieux Papier, Bd. X, 1911, S. 292.
105 Paris, Bibl. Nat. Est. Ee 2; abgeb. in: John Grand-Carteret, La femme en culotte, Paris 1899, S. 17.

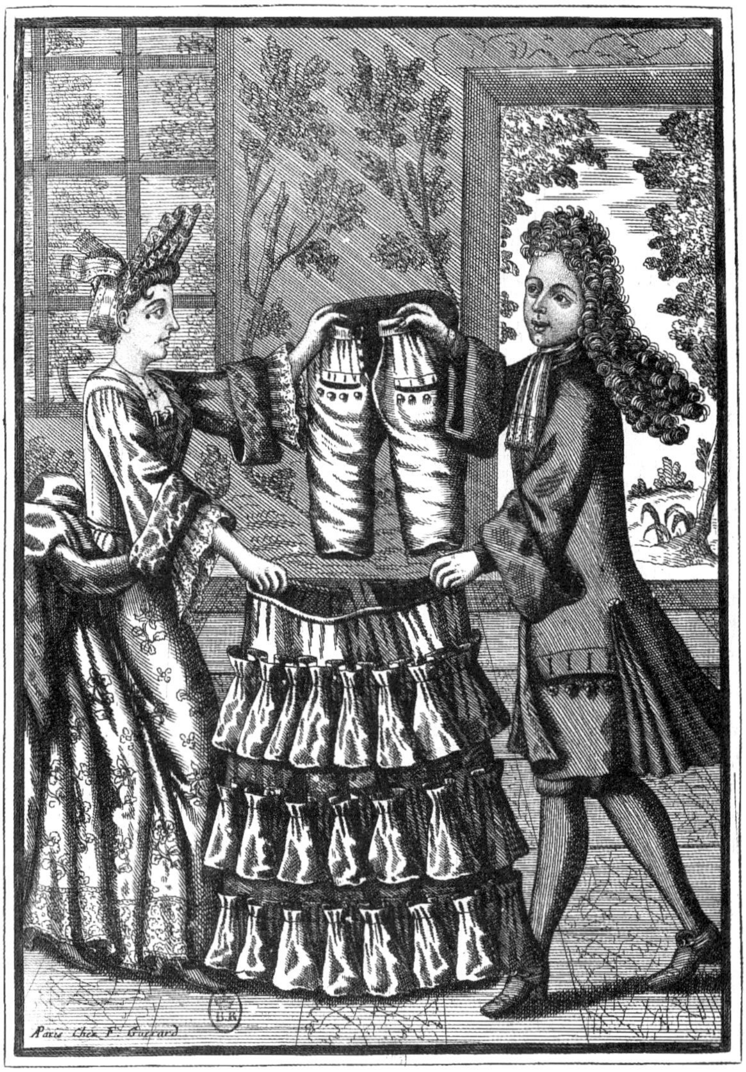

Le débat pour la culotte, Kupferstich bei François Guérard,
Paris um 1690/1700,
Paris, Bibliothèque Nationale Estampes

Personal und Gäste der Taverne, in deren Garten die Szene spielt, sind Zeugen ihrer wirkungsvollen, wenn auch uneleganten Art, zu zweit in ein und dieselbe Kniehose zu steigen. Aber Papillons kleine Vignette mit der Aufschrift *A la galère des bons enfans* (Zur Galeere der guten Kinder) ist kein Bilderbogen, sondern der witzige, für ein Wirtshaus werbende Titel eines Pariser Almanachs. Merkwürdigerweise war *A la galère* im 18. Jahrhundert ein vielgebrauchter Gasthausname.

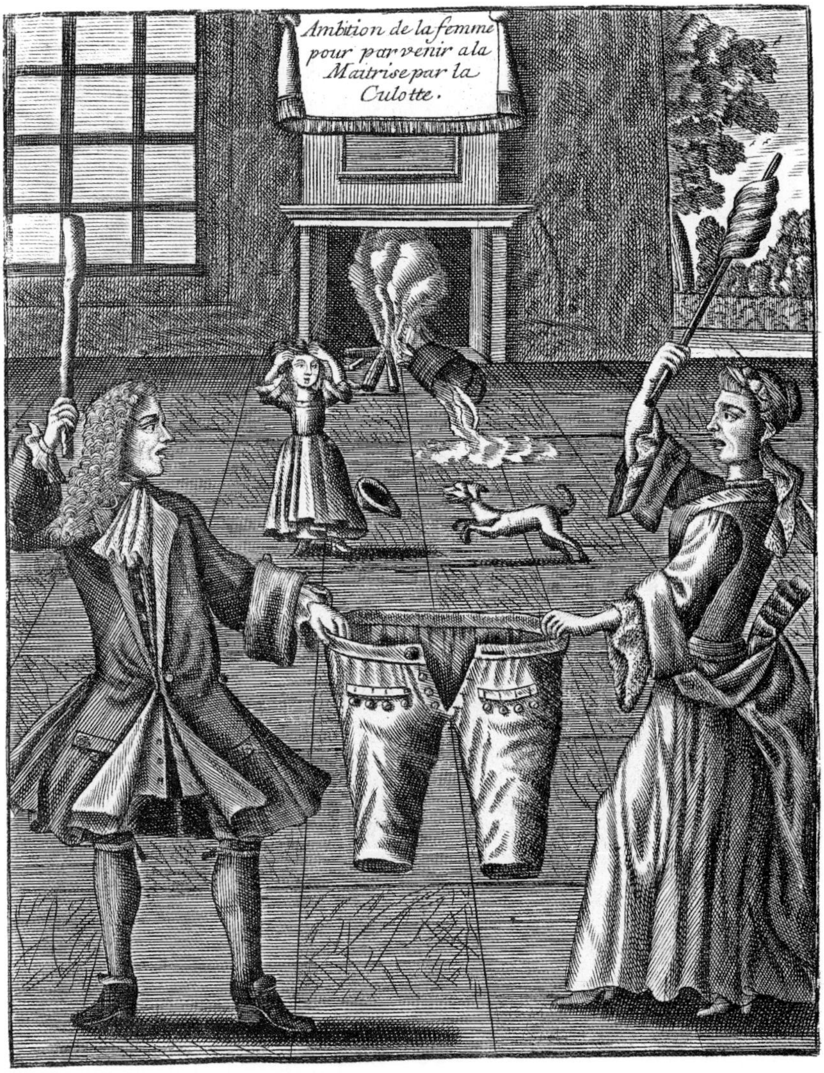

Ambition de la femme pour parvenir à la Maîtrise par la Culotte,
Anonymer Kupferstich ohne Verlagsangabe, Paris,
frühes 18. Jahrhundert, München,
Stadtmuseum, Sammlung Günter Böhmer

Mit großer Wahrscheinlichkeit gehört auch die älteste Formulierung des Hosenstreits in der französischen Graphik, die nach Duchartre/Saulnier[106] schon ein Dreivierteljahrhundert vor Nicolas Guérards Moralität, nämlich am Beginn des 17. Jahrhunderts, entstanden sein soll, zum gleichen Motivstrang. Leider sind die beiden

106 Pierre-Louis Duchartre,/René Saulnier, L'Imagerie populaire en France, Paris 1925, S. 69.

Blätter *La culotte disputée* und *La culotte laissée au mari* des Holzschneiders Léonard Odet, der zwischen 1578 und1610 in Lyon faßbar ist, heute verschollen, so daß eine sichere Zuordnung und eine Diskussion von Abhängigkeiten nicht möglich ist.

Im bürgerlichen Milieu präsentiert sich der gleiche Machtkampf zivilisierter. Auf einem bei François Guérard, einem Bruder des Nicolas, um 1690/1700 verlegten Kupfer[107] heißen die Protagonisten zwar ebenfalls Margot und Jean, aber sie sehen ganz anders aus als die Bauernpaare. Er mit langer Allongeperücke in Justaucorps und Kniehose, sie mit Fontange in spitzenbesetzter Robe des 17. Jahrhunderts. Die Szene spielt nicht mehr im Freien, sondern in einem Interieur mit Tapete und Ausblick in einen Park. Sie versucht ihm ihren rüschenbesetzten Rock, die *cotte*, zuzuschieben und greift nach der Kniehose in seinen Händen. Die Debatte endet, ehe sie recht beginnt, sie erhält – wie der Text erklärt – den Rock und er die Hose, wie es sich ziemt und jeder scheint zufrieden. Ein nachahmenswertes Beispiel.

Dieser Guérardsche Hosendisput wird zu Beginn des 18. Jahrhunderts von der überaus produktiven Firma Basset[108] und – sehr ähnlich – von einem anonymen Pariser Verleger[109] aufgegriffen. Mann und Frau sind auf diesen Blättern nach der Mode des frühen 18. Jahrhunderts gekleidet. Der Rock als Tauschobjekt ist verschwunden, es geht allein um die Kniehose, die jeder der beiden haben möchte. Die Parteien sind mit Spinnrocken und Keule bewaffnet. Das Interieur ist um einen Kamin bereichert, aus dem der Suppenkessel stürzt, so daß sich sein Inhalt über die Fliesen ergießt. Ein kleines Mädchen, vom Streit der Eltern verstört, schlägt die Hände über dem Kopf zusammen, ein Hündchen kläfft. Das in dieser eleganten Umgebung unglaubwürdige Motiv des brodelnden Eintopfs soll – wie der Bienenkorb auf den bäuerlichen Szenen – die Unordnung eines Haushalts andeuten, in dem die Frau ihre Pflichten versäumt.

Diese unterhaltsame städtische Imagerie, die in Paris im 17. und 18. Jahrhundert sehr gefragt war, stellte für die französische Bilderbogenproduktion ein unerschöpfliches Musterreservoir bereit. Aber weder das derbe Bauerngenre noch obige, gravitätisch steifen Dispute griffen die Provinzoffizinen zu Beginn des 19. Jahrhunderts als Vorbild auf, sondern eine dramatische Kampfszene, deren Ausgang auf den Blättern offen bleibt, so daß sich jeder Betrachter das Ende des Zwists nach eigenen Wünschen ausmalen kann. Mutmaßlicher Erfinder dieser *Grande querelle entre le mari et l'epouse a qui portera la culotte et commandera dans le ménage* betitelten

107 Paris, Bibl. Nat. Est. Oa 22 (235) f.; 30 x 19,7 cm; Ausstellungskat. Cinq siècles d'imagerie française, Paris, Musée National des Arts et Traditions populaires, 1973, Nr. 30, Abb. S. 41.

108 40 x 31 cm; abgeb. in: Pierre-Louis Duchartre/René Saulnier, L'Imagerie Parisienne, Paris 1944, S. 93; ein seitenverkehrter Nachstich von Bassets Kupfer wurde noch in der 2. H. des 18. Jhs. von Pierre Gentot in Lyon feilgeboten: Paris, Bibl. Nat. Est. Oa 22 (236) f.

109 München, Stadtmuseum, Sammlung Günter Böhmer.

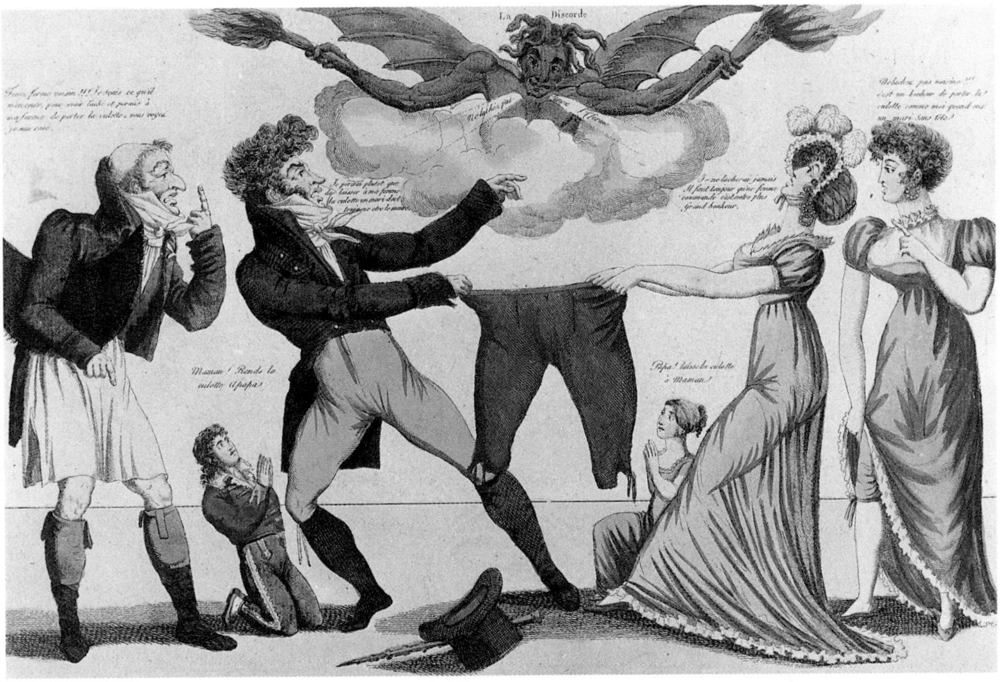

Grande querelle entre le mari et l'épouse a qui portera la culotte et commandera dans le mènage, Kolorierter Kupferstich bei Jean, Paris um 1810, München, Stadtmuseum, Sammlung Günter Böhmer

Allegorie ist ein anonymer Kupferstecher der Offizin Jean in Paris[110], die von 1802 bis 1827 unter der auf dem Blatt angegebenen Adresse firmierte. Der Entwerfer versetzt das alte Thema in ein Klima emanzipatorischer Frivolität, das die beteiligten Damen weniger herrschsüchtig als selbstbewußt erscheinen läßt. Diese Schönen sind der Bevormundung müde. Und der Zusammenbruch steinalter, fest verwurzelter Herrschaftsstrukturen während der großen Revolution mag in diesen Pariserinnen widerborstigen Gedanken den Weg gebahnt haben. Mann und Frau sind sehr elegant gekleidet und zerren, obschon wir uns am Beginn des 19. Jahrhunderts befinden, noch immer an einer aristokratischen Kniehose. Das durchsichtige, weichfließende Kleid und die Straußenfedern am Hut der Dame, die Windstoßfrisur und das raffiniert geknotete Halstuch des Herrn folgen dem neuesten Modetrend. Über dem Paar schürt die fledermausgeflügelte Zwietracht mit Schlangenhaar und brennenden Fackeln den Streit. Sohn und Tochter knien bittend zu Füßen der Eltern. Ein Nachbarspaar sekundiert mit Ratschlägen. Der seiner Hose beraubte Beiständer im

110 München, Stadtmuseum, Sammlung Günter Böhmer.

Hemd mahnt seinen Geschlechtsgenossen eindringlich, um keinen Preis nachzugeben. Die Dame hingegen zeigt ihrer Freundin die eroberten Hosen, die sie schon unterm Kleid trägt und stachelt sie zum Durchhalten im Kampf an. Jeder Figur ist ein entsprechender Text zugeordnet.

Die Nachbarn, die bisher auf allen Hosendisputen fehlten, erinnern an Piauceles Fabliau. 1779 war von Legrand d'Aussy ein vierbändiges Werk *Fabliaux ou contes* erschienen[111], dessen zweiter Band eine Nacherzählung der Geschichte von *Sire Hain und Dame Anieuse* enthielt. Die Anthologie hatte derartigen Erfolg, daß schon 1781 eine zweite, auf fünf Bände erweiterte Auflage herauskam. Möglicherweise hatte der Stecher die beiden Zeugen aus dem mittelalterlichen Schwank übernommen und seiner Gegenwart adaptiert. Andererseits war die Anteilnahme der Nachbarn in der traditionellen Gesellschaft fest verankert. Das Leben spielte sich unter den Augen und dem Urteil der Öffentlichkeit ab, die Privatsphäre war sehr viel eingeschränkter als wir es heute gewohnt sind. Jedenfalls bleiben fortan auf allen Bilderbogen mit dem Hosendisput Nachbarn als Zeugen zugegen. Dabei ist immer der maßvolle, versöhnliche Part dem Mann zugeordnet, während die Zeugin böswillig aufhetzt. Diese Verteilung auf die Geschlechter ist über unseren konkreten Fall hinaus eine Stereotype der populären Druckgraphik. Dort legt – beispielsweise – stets der Mann die gute, reuige Beichte ab, während die Frau nach ihrer Konfession vom Teufel erwartet wird.

Der Pariser Kupferstich der Offizin Jean wurde sogleich in der Provinz nachgeahmt. Zunächst kopierte ihn Jean-Charles Pellerin in Epinal.[112] Sein kolorierter Holzschnitt hält sich genau an das Vorbild. Er übernimmt auch alle Texte, nur die beiden Kinder bitten bei ihm übers Kreuz: der Knabe für die Mutter, das Mädchen für den Vater. Als *La discorde* bietet Pellerins Verkaufsliste schon 1814 diese Satire seinen Kunden an[113]. Einer zufällig erhaltenen Bestellung vom 3. März 1815 können wir entnehmen, daß der Buchdrucker Bardin Patenôtre in Troyes neben 81 anderen Bildmotiven 50 Blatt (2 «mains«) von *La culotte* orderte.[114] Auch Deckherr in Montbéliard gibt den *Großen Zank* sowohl mit französischer wie – für den Export – mit deutscher Beschriftung heraus.[115] Die Änderungen des Holzschnitts gegenüber seiner Vorlage sind minimal: der Ehemann ist schon im Hemd, so daß es ganz buchstäblich um seine gelben Hosen geht, und ein kleiner Spielzeugkasper liegt am Boden. In ihm darf man vielleicht den geschrumpften Narren sehen, der auf einem holländischen Blatt des 16. Jahrhunderts noch leibhaftig auftrat.

111 (wie Anm. 56).
112 32,2 x 41,3 cm; abgeb. in: René Perrout, Tresors des Images d'Epinal, Epinal 1985, S. 78.
113 Duchartre/Saulnier (wie Anm. 106), S. 180.
114 Jean-Marie Dumont, La vie et l'oeuvre de Jean-Charles Pellerin, Epinal 1956, S. 58.
115 München, Stadtmuseum, Sammlung Günter Böhmer; 33,5 x 40,5 cm; Ausstellungskat. (wie Anm. 31), S. 79 Nr 34; Paris, Musée National des Arts et Traditions populaires, Inv. Nr. R C 51 30 23 (mit franz. Text).

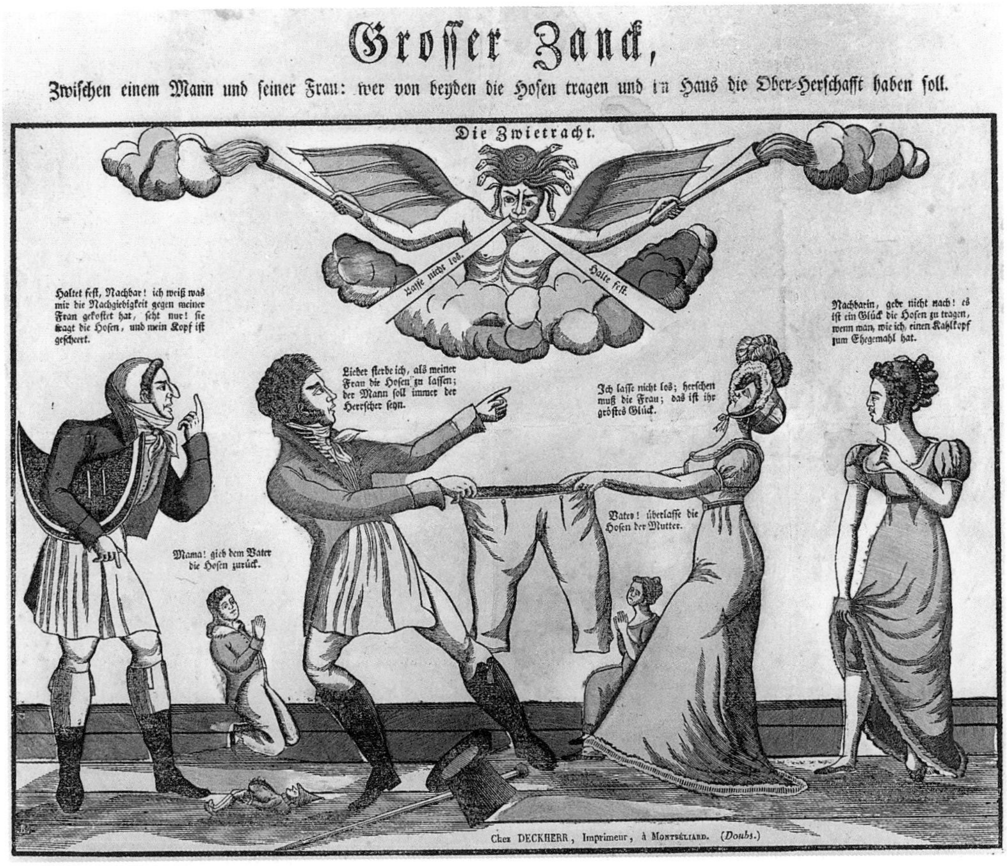
Grosser Zanck,
Zwischen einem Mann und seiner Frau: wer von beyden die Hosen tragen und im Haus die Ober-Herschafft haben soll.
Die Zwietracht.
Lasse nicht los.
Halte fest.
Haltet fest, Nachbar! ich weiß was mir die Nachgiebigkeit gegen meiner Frau gekostet hat, seht nur! sie tragt die Hosen, und mein Kopf ist geschcert.
Lieber sterbe ich, als meiner Frau die Hosen zu lassen; der Mann soll immer der Herrscher seyn.
Ich lasse nicht los; herschen muß die Frau; das ist ihr gröstes Glück.
Nachbarin, gebt nicht nach! es ist ein Glück die Hosen zu tragen, wenn man, wie ich, einen Kahlkopf zum Ehegemahl hat.
Mama! gieb dem Vater die Hosen zurück.
Vater! überlasse die Hosen der Mutter.
Chez DECKHERR, Imprimeur, à MONTBÉLIARD. (Doubs.)

Großer Zanck zwischen einem Mann und seiner Frau:
Wer von beyden die Hosen tragen und im Haus die Ober-Herschaft haben soll,
Kolorierter Holzschnitt bei Deckherr, Montbéliard frühes 19. Jahrhundert,
München, Stadtmuseum, Sammlung Günter Böhmer

Um 1820 gelangte das Motiv nach Deutschland. Dort waren die vergleichsweise ernst gemeinten, ethisch motivierten Darstellungen des 15. und 16. Jahrhunderts längst vergessen. Der pikante Import aus Frankreich diente nun der Unterhaltung und dem Amüsement. Den Anfang machte die lithographische Anstalt von Johann Baptist Lachmüller in Bamberg[116], die schon seit 1814 den Steindruck zur Wiedergabe von Holzschnitt-Inkunabeln nutzte. Frisuren und Mode sind gegenüber der französischen Vorlage leicht verändert, die Texte übernahm man wörtlich aus Montbéliard. Hund und Katze imitieren den Zank ihrer Herrschaft. Zwei zusätzliche Szenen deuten das Geschehen aus männlicher Sicht: links schaukelt der Kindsvater eine Zwil-

116 Alfred Kind/Eduard Fuchs, Die Weiberherrschaft in der Geschichte der Menschheit, 2 Bde. München 1913, Bd. II, S. 444 Nr. 402.

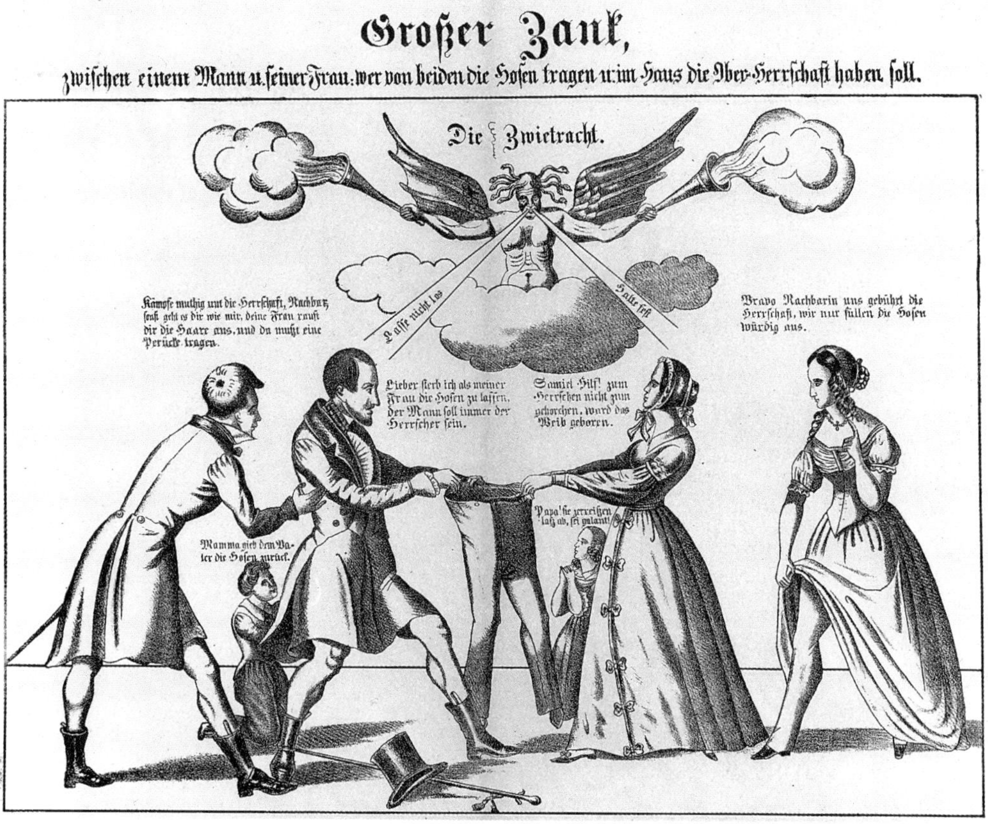

Großer Zank zwischen einem Mann und seiner Frau:
wer von beiden die Hosen tragen und im Haus die Ober-Herrschaft haben soll,
Kolorierte Lithographie bei Georg Nikolaus Renner, Nürnberg um 1840,
München, Stadtmuseum, Sammlung Günter Böhmer

lingswiege, rechts sitzt der Hausherr am Tisch und wird von seiner Frau bedient. Die verletzte »Männerwürde, nach dem Verlust der Hosen« schildert das eine Bild, das herrliche „Leben des Mannes nach errungenem Siege« das andere. 80 Kilometer südlich und 20 Jahre später hält sich Georg Nikolaus Renner in Nürnberg[117] wieder ganz an das französische Vorbild, nur die Kleidung spiegelt den biedermeierlichen Geschmack. Das Streitobjekt mutierte jetzt endgültig – mit großem Zeitverzug – von der Knie- zur langen Röhrenhose. Verräterisch ist die Anrufung der streitbaren Dame: sie wendet sich an Samiel um Hilfe, jenen obersten Teufel, der nach rabbinischer Tra-

117 München, Stadtmuseum, Sammlung Günter Böhmer; 31,5 x 40 cm; Ausstellungskat. Klaus Lankheit, Bilderbogen. Deutsche populäre Druckgraphik des 19. Jahrhunderts, Karlsruhe, Badisches Landesmuseum, 1973, Nr. 87, Abb. 12.

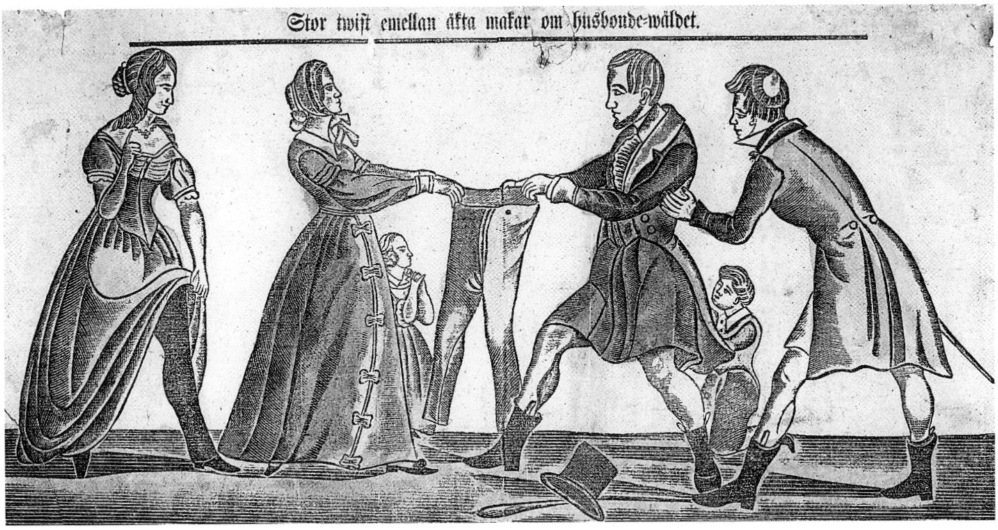

Kolorierter Holzschnitt (Kofferbrief) bei Lars Gullbransson, Warberg (Schweden) 1845, Stockholm Nordiska Museet

dition Eva im Paradies verführte und der wahre Vater Kains ist[118]. Carl Maria von Webers Oper *Der Freischütz* (1821) popularisierte diesen Namen des Gottseibeiuns, so daß ihn unser Lithograph Madame als passenden Schutzpatron für ehelichen Ungehorsam in den Mund legen konnte. Die Frauen paktieren noch immer mit dem Bösen, unterstellt er damit. Noch einmal zwei Jahrzehnte später, um 1860, nimmt der Verlag Eduard Gustav May in Frankfurt am Main die Rennersche Lithographie ins Programm.[119] Die schweren Roben mit dem Cul de Paris und die verdrossenen Mienen nehmen dem Zank alles Spielerische, das er am Jahrhundertbeginn hatte. Die korrekten Bürger wirken ohne Hosen ziemlich undezent, so daß die gequälte Szene, der alles Fröhliche fehlt, ein unangenehmes Gefühl hinter-läßt. Mays Bilderbogen – zuerst schablonenkolorierter Steindruck, seit den 80er Jahren als Chromolithographie vertrieben – hält an der Anrufung Samiels fest. Für den Export erschien er mit französischem Text. Renner lieferte auch die Vorlage für einen schwedischen Kofferbrief[120], den Gullbransson um 1845 – ohne Zwietracht – herausbrachte. Noch um 1900 findet sich ein Nachzügler dieses Motivstrangs in Weißenburg im Elsaß bei C. Burckhardt's Nachfolger[121]. Auch dieser kolorierten Lithographie fehlt der personifizierte Hader.

118 In der jüdischen Tradition heißt er Sammael. Die Sagen der Juden, gesammelt von Micha Josef Bin Gorion, neu hrsg. von Emanuel Bin Gorion, Frankfurt a. M. 1962, S. 69 f., 72, 95.

119 München, Bayerisches Nationalmuseum; Christa Pieske, Katalog der lithographischen Anstalt Eduard Gustav May, in: Anzeiger des Germanischen Nationalmuseums 1967, S. 132–162, Abb. 22, S. 160.

120 Stockholm, Nordiska Museet, NM 59501; 33 x 40 cm; abgeb. in: Ausstellungskat. Liebe und Hochzeit – Aspekte des Volkslebens in Europa, Antwerpen 1975, Nr. 511.

121 Paris, Musée National des Arts et Traditions populaires, Inv. Nr. C 70 82 13; 34 x 42 cm.

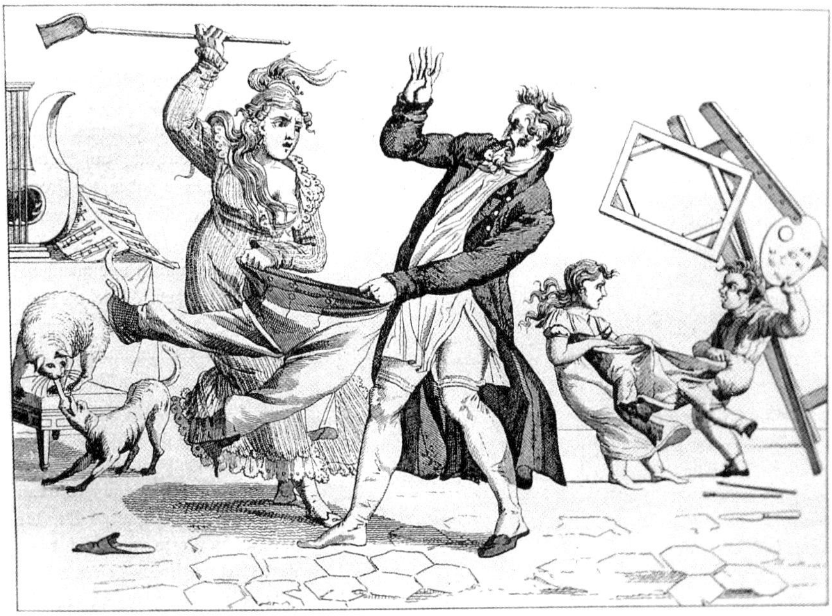

La femme maîtresse de la culotte,
Kolorierter Kupferstich bei Genty, Paris um 1818,
Paris, Bibliothèque Nationale Estampes

Diese im räumlichen Nirgendwo spielende Allegorie des *Großen Zanks*, die kaum einen Fußboden andeutet, wird in Frankreich von zwei realistischeren Serien des Hosenkampfs begleitet. In Paris bringt die Firma Genty[122] um 1818 einen kolorierten Kupferstich heraus, der im Künstlermilieu spielt. Zwischen Klavier und Staffelei sind Monsieur und Madame schwungvoll aneinandergeraten. Hund und Katze, Sohn und Tochter imitieren ihren Kampf. Der Titel erklärt die Frau zur Herrin der Hose. Ihr Vorbesitzer im Hemd macht keine gute Figur. Dieser bewegte Familienzwist wurde von Dupont-Diot in Beauvais kopiert.[123] Die Attribute von Musik und Malerei und die kämpfenden Kinder hat der biedere Provinz-Imagier vorsorglich weggelassen. Der behördliche Schriftwechsel, der von Anfang April bis Ende Mai 1826 um die Genehmigung dieses Bilderbogens geführt wurde und sogar das Innenministerium bemühte, hat sich erhalten.[124] Obschon die Pariser Autoritäten wissen, daß diese Art von Bildern, »die bestimmt sind, im Volk verbreitet zu werden, sorgfältig überwacht

122 Paris, Bibl. Nat. Est. Te 90 f; 21 x 30 cm; Kind/Fuchs (wie Anm. 116), Bd. II, Nr. 403; Beaumont-Maillet (wie Anm. 65), S. 17 Nr. 9.

123 Beauvais, Bibl. municipale (Fond Diot); Henri Fromage, Un maître de l'imagerie populaire, au début du XIXe siècle à Beauvais: Côme Lucien Diot, in: Groupe d'Etude des Monuments et Oeuvres d'art du Beauvaisis, Nr. 12 1981, S. 19–36, Abb. S. 31.

124 Beauvais, Archives départementales de l'Oise, 2 T Nr. 428, 31. März 1826.

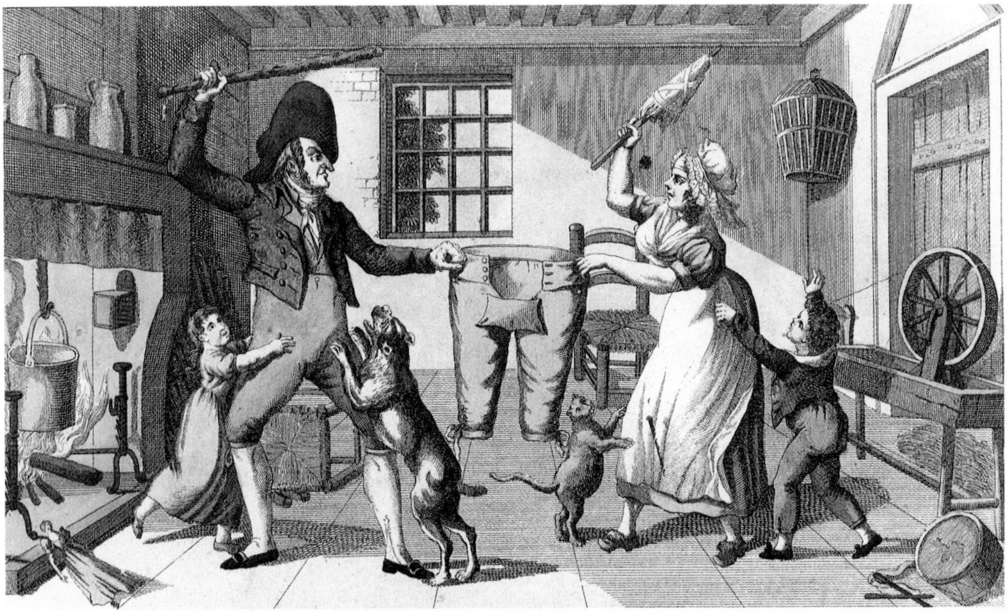

La femme ambitieuse veut être maîtresse de la culotte,
Anonymer kolorierter Kupferstich ohne Verlagsangabe, Paris um 1820,
München, Stadtmuseum, Sammlung Günter Böhmer

werden müssen«, finden sie an Dupont-Diots Bogen *La femme maîtresse de la culotte* nichts Anstößiges (rien de répréhensible).

Sehr viele Abzüge können von dem genehmigten Bogen nicht gemacht worden sein, denn schon 1828 verkaufte Dupont-Diot den Holzstock an Lacour in Nancy, der ihn seinerseits nach Metz verscherbelte. Ein von dem liebenswürdigen Lokalhistoriker J. J. Barbé in seinem Büchlein *L'Imagier de Metz* (Metz 1950, S. 16) erwähnter Bilderbogen Adrien Dembours von 1837 *La Grande querelle de ménage pour qui portera la culotte* – der sich leider bisher als unauffindbar erwies – könnte aus einer Neuauflage des Dupont-Diotschen Druckstocks gestammt haben.

Wesentlich erfolgreicher als Gentys Bilderfindung war ein höchstwahrscheinlich in Paris um 1820 gedrucktes Blatt ohne Firmenangabe aus der Sammlung Böhmer[125], das eine Bauernstube zeigt, in der die beiden ländlich gewandeten Eheleute mit Prügel und Spinnrocken um eine Bundhose mit abgeklapptem Latz kämpfen. Hund und Tochter versuchen den Vater zurückzuhalten, Katze und Sohn besänftigen die Mutter. Im Kamin prasselt ein Feuer, der Suppenhafen hängt am Haken, ein Stuhl ist umgefallen, Spielzeug und Arbeitsgerät liegen im Raum verteilt. Der Streit im Bauern-

125München, Stadtmuseum, Sammlung Günter Böhmer; 18 x 31,8 cm; abgeb. in: (wie Anm. 31), S. 79 Nr. 33.

milieu ist hier, von den bürgerlichen Disputen inspiriert, neu formuliert. Ein zusätzlicher Reiz des Blattes mag in der Ausstaffierung der Personen mit mehr oder minder getreuen Regionalkostümen gelegen haben, wurde doch damals die »Tracht« der Provinzen erstaunt und begeistert entdeckt und in lithographierten Alben publiziert. Als Quelle zur Kostümkunde allerdings sind diese Bilderbogen nur mit größter Vorsicht heranzuziehen, denn die Hölzer wurden häufig in weit entfernten Offizinen kopiert oder direkt an sie weiterverkauft und auch am Ort selbst nahm man es mit einer korrekten Wiedergabe von Stube und Kleidung nicht allzu genau. Die Szene sollte gefallen, Bäuerliches galt nicht mehr als krude, sondern wurde romantisch verklärt. Die Anfänge der Folklorisierung sind unübersehbar. Jedenfalls hatte dieses rustikale Genre aus Paris großen Erfolg und wurde von vielen Imagiers aufgegriffen. Möglicherweise war aber auch Pierre-François Godards Holz[126], das er zwischen 1818 und 1822 für Armand-François Hurez in Cambrai schnitt, Ausgangspunkt für das Motiv. Stube, Geräte und Personen sind dem Böhmerschen Blatt auffallend ähnlich. Durchs Fenster stachelt auf Godards Bogen eine neugierige Nachbarin die Frau zum Widerstand an. Godards Holzstock wurde von Glémarec in Paris aufgekauft[127] und 1858 mit seiner Firmenadresse neu ediert. Am meisten Unordnung herrscht auf einem Liller Bogen von Martin Delahaye[128], der *A qui l'aura* betitelt ist und 1828 entstand. Durchs Fenster schaut hier der gute Nachbar, der zum Einlenken rät.

Pellerin in Epinal, der schon den Zank mit der Allegorie der Zwietracht im Programm hatte, griff um 1843 auch diesen bäuerlichen Hosenstreit auf.[129] Der Xylograph hielt sich bis in alle Einzelheiten so genau an Godards Entwurf, daß man versucht ist, von Plagiat zu sprechen. Nur die Texte sind ganz neu formuliert und besonders interessant. Der Kommentar der neugierigen Nachbarin, die alles »sehen und hören« möchte, ergeht sich zunächst in moralischen Betrachtungen, wobei das Verhalten von Mann *und* Frau gleichermaßen geschmäht wird, um dann in Vorfreude das zu erwartende Charivari auszumalen, das diesem Paar vom Dorf oder Ortsviertel gebracht werden wird. Mit Hilfe von Kasserollen und Kesseln werden Dorftratschen und Klatschbasen diesen großen Streit überall ausposaunen, so daß man noch lange Zeit davon sprechen wird. Merkwürdigerweise sind als Veranstalter nicht junge Männer genannt, wie bei Katzenmusiken üblich, sondern geschwätzige Weiber, was auf keinen wirklich ausgeübten Brauch hindeutet. Vielmehr wird der böse Klatsch

126 20,5 x 31,7 cm; René Faille, L'imagerie populaire cambrésienne, in: Vieux Papier, Bd. XXIV, 1964, S. 54 Nrn. 111, 111 a (o. Abb.).

127 Stäfa (Schweiz), Sammlung Tobler; abgeb. in: (wie Anm. 104), S. 294.

128 Paris, Musée National des Arts et Traditions populaires, Inv. Nr. 63124 (kol. Fassung); 27,7 x 32 cm; abgeb. in: Ausstellungskat. Le dessin d'humour du XVe siècle à nos jours, Paris, Bibliothèque Nationale, 1971, Anhang; Beaumont-Maillet (wie Anm. 65), S. 19 Nr. 10.

129 32,2 x 41,8 cm; Ausstellungskat. Sigrid Metken, Französische Bilderbogen des 19. Jahrhunderts, Baden-Baden, Staatliche Kunsthalle, 1972, S. 61, Abb. Nr. 48, Text S. 61; Perrout (wie Anm. 112), S. 78.

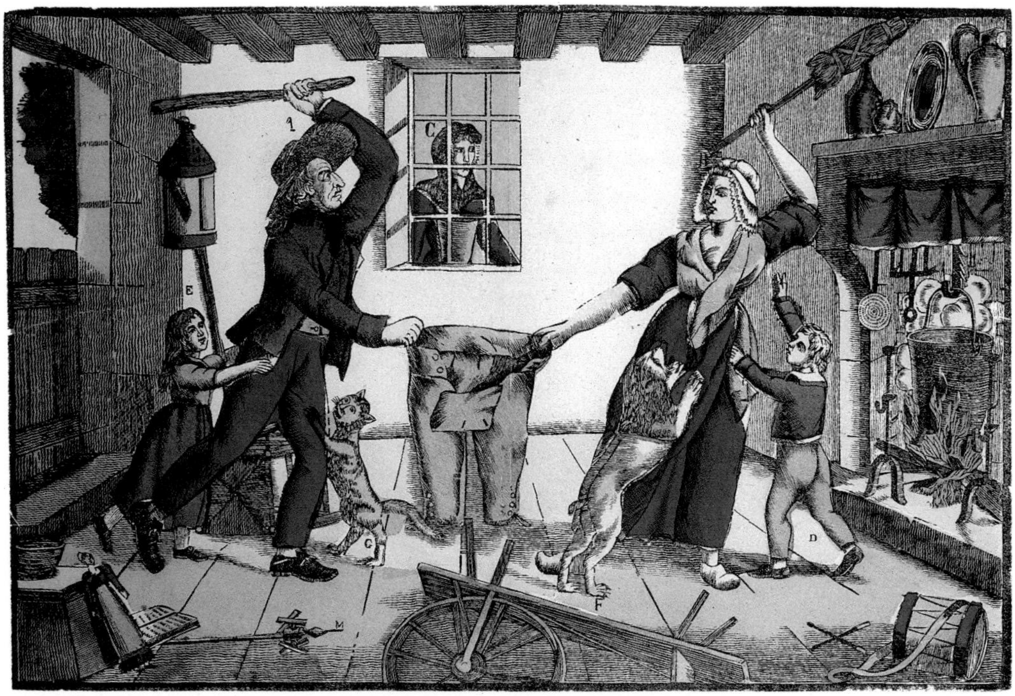

La grande querelle du ménage,
Kolorierter Holzschnitt bei Pellerin, Epinal 1843

einem damals allgemein bekannten Ritual gleichgestellt. Die Angst davor soll die zänkischen Eheleute zur Vernunft bringen. Gewarnt wird hier nicht mehr, wie im 15. und 16. Jahrhundert, der Mann vor einer bösen Frau, sondern das zerstrittene Paar vor öffentlicher Schande:

»Allons, courage, et bientôt les chaudrons,
Les casserolles nous donneront
De la musique sur tous les tons ...
Pour les commères, bon dieu, quelle aubaine!
On n'en tarira pas toute la quinzaine.
Tout le quartier, sur ma foi, le saura,
Tout le monde à la ronde en jasera,
Et de cette grande querelle là,
Longtemps encore on parlera.«

»Vorwärts, nur Mut, die Kessel und die Kasserollen,
Uns bald Musik in jeder Tonart geben sollen ...
Für die Gevatterinnen, welches Glück, mein Gott!
Zwei Wochen fließen wird der Spott.
Das ganze Viertel wird – auf Ehr – es kennen,
Im Umkreis werden's alle klatschend nennen,
Und diesen großen Streit
Wird man bereden lange Zeit.«

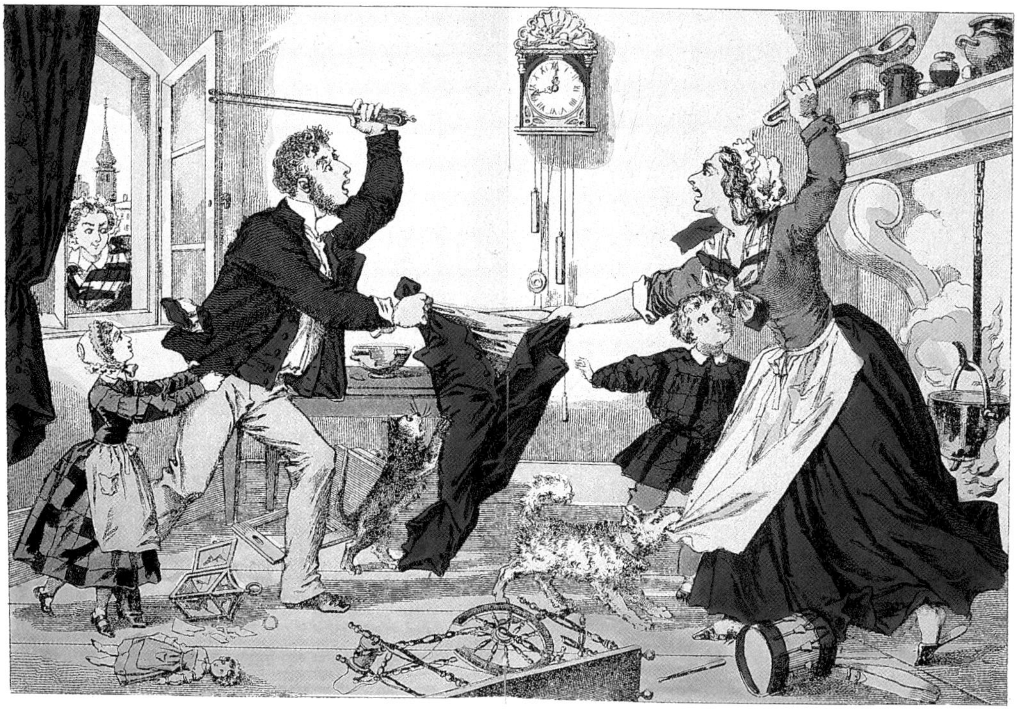

La querelle du ménage,
Kolorierte Lithographie bei Pinot & Sagaire, Epinal 1864

Schließlich klingt das Thema in zwei lithographischen Karikaturen bei Pellerin[130] (1875) und Pinot & Sagaire[131] (1864) aus. Die Blätter blieben noch bis ins 20. Jahrhundert im Programm und wurden auch in Italien vertrieben, das keine eigene Bildformulierung für den Hosenstreit erfunden hat. Den im Bauernmilieu spielenden Holzschnitt hat in Deutschland niemand kopiert.

Einen ganz eigenen Weg nahm das Thema in Holland. Dort wurde der Hosendisput zu einer Episode in der detailliert erzählten Lebensgeschichte von »Klaas« und »Griet«, wobei Griet in den Niederlanden – man denke nur an Bruegels *Dulle Griet* – seit dem 16. Jahrhundert der Inbegriff einer erzbösen, starken und hexenhaften Frau ist, die selbst dem Teufel widersteht.[132] Von 1700 bis tief ins 19. Jahrhundert erschie-

130 Paris, Bibl. Nat. Est. Tf. 90 f.t 1; 20 x 31 cm; abgeb. in: Beaumont-Maillet (wie Anm. 65), S. 20 Nr. 12.
131 Paris, Musée National des Arts et Traditions populaires, Inv. Nr. 5386 5045; 28 x 40,8 cm; abgeb. in: Jean Mistler/François Blaudez/André Jacquemin, Epinal et l'Imagerie populaire, Paris 1961, zw. S. 160/161.
132 HDA (wie Anm. 43), Bd. V, Sp. 1637 f.; »Die beste Grete, die man fand, war die, die den Teufel aufs Kissen band« lautet ein holländisches Sprichwort. Vgl. Walter S. Gibson, Bruegel, Dulle Griet, and sexist politics in the sixteenth century, in: Peter Bruegel und seine Welt, hrsg. von Otto von Simson und Matthias Winner, Berlin 1979, S. 9ff.

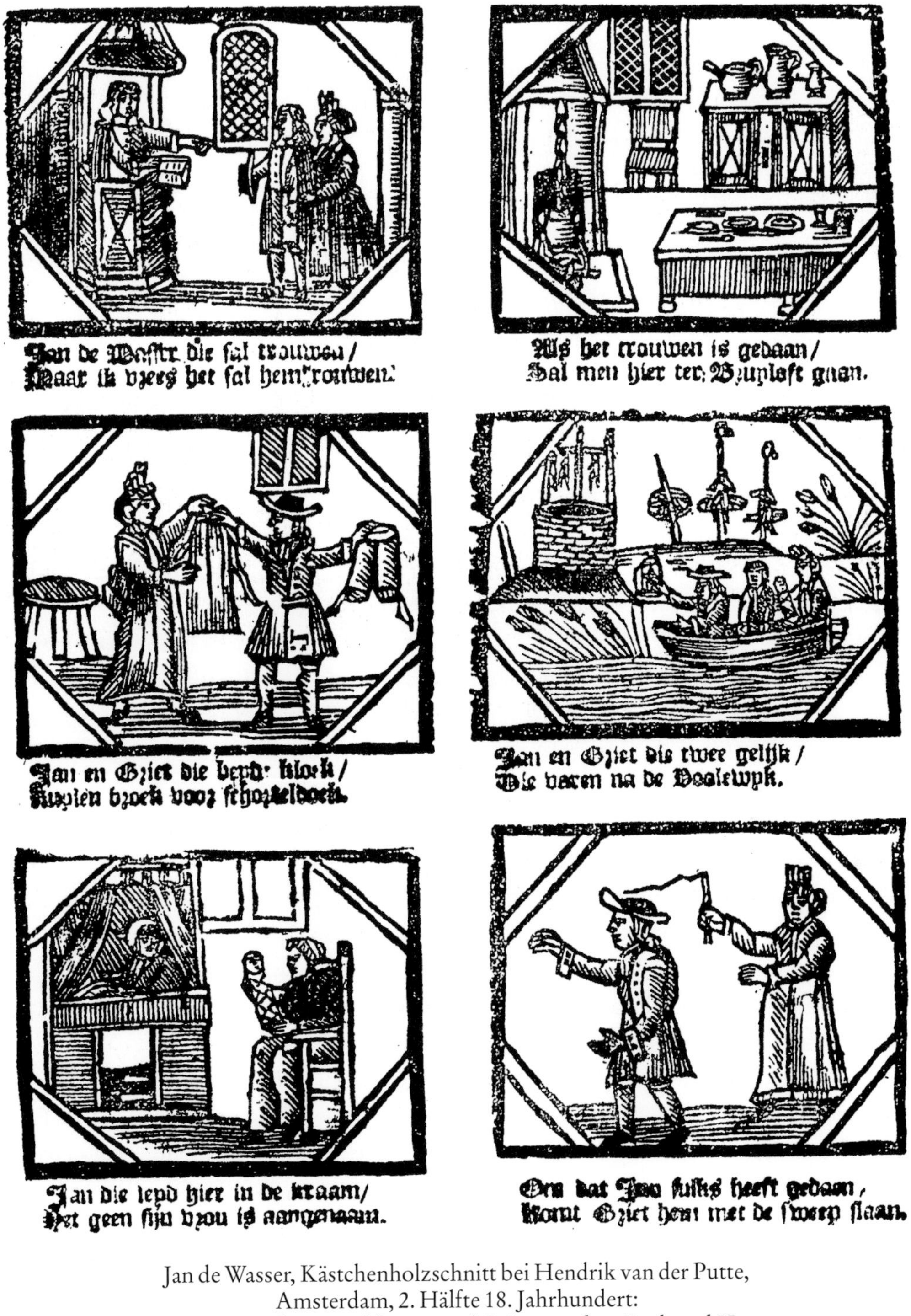
Jan de Wasser die sal trouwen /
Maar ik vrees het sal hem rouwen.
Als het trouwen is gedaan /
Sal men hier ter Bruyloft gaan.
Jan en Griet die beyde kloek /
Ruylen broek voor schortedoek.
Jan en Griet die twee gelijk /
Die varen na de Voolewyk.
Jan die leyd hier in de kraam /
Het geen sijn vrou is aangenaam.
Om dat Jan sulks heeft gedaan,
Komt Griet hem met de sweep slaan.

Jan de Wasser, Kästchenholzschnitt bei Hendrik van der Putte,
Amsterdam, 2. Hälfte 18. Jahrhundert:
Trauung – Hochzeitsmahl – Jan und Griet tauschen Rock und Hose –
sie fahren im Boot nächtens nach Volewijk, wo man die Kinder auf den Bäumen pflückt –
Männerkindbett – Griet bedroht Jan mit der Peitsche

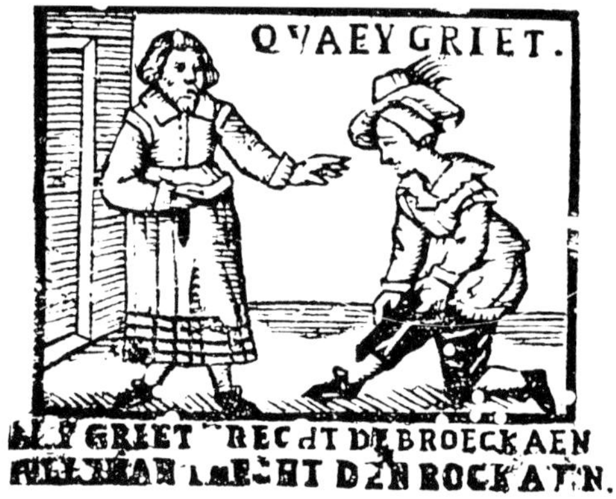

Als Griet treckt de broeck aen,
Ausschnitt aus einem sechsteiligen Sprichwort-Holzstock
bei Van der Haeghen, Gent frühes 18. Jahrhundert,
Gent, Museum voor Volkskunde

nen vor allem in Amsterdam Blätter, die in sechs, acht, 24 und sogar 48 Einzelbildern die Leidensgeschichte des von seiner Frau malträtierten Klaas schildern, der bald »Jan de Wasser« heißt, weil er neben allen weiblichen Hausarbeiten als besonders demütigende Tätigkeit auch die Wäsche waschen muß. Wir erleben auf einem der ältesten Kästchenbogen nach der Werbung und Hochzeit die häuslichen Dispute des Paares, sehen, wie Griet ihm die Hosen entreißt und er daraufhin das Kind hüten, spinnen und kochen muß.[133] Die Geschichte erzählt in der Regel auch, wie das Paar nächtens im Boot nach Volewijk schifft, wo man die Ungeborenen von den Bäumen pflückt und wie dann Jan im Kindbett liegt.[134] Allein in Amsterdam wurde sie ein Dutzendmal in Holz geschnitten. Auch in Zaandam (H. J. de Roode en Zoon), Zaltbommel (J. Noman), Rotterdam (T. C. Hoffers) und Breda (Broese & Comp.) griffen Verleger das Thema auf, und schließlich finden wir mehrere Varianten davon bei Brepols im belgischen Turnhout. Auf einer Fassung mit 24 Kästchen (Nr. 124) um 1830/40 sind Jan und Grete in Affen metamorphosiert.[135]

Die Vita von Jan dem Wäscher beschreibt natürlich die verkehrte Welt, die konsequent vorgeführt wird und im Männerkindbett gipfelt. Bemerkenswert für unser Sujet ist der auf einigen Bogen mehr oder minder gütlich vollzogene Tausch von Rock und Hose, der an jene masochistischen Szenen auf holländischen Graphiken des 16. und 17. Jahrhunderts erinnert, wo der Mann freiwillig seiner besseren Hälfte in die ei-

133 Amsterdam, Prentenkabinet, Sammlung Waller 2; zw. 1719 und 1724; abgeb. in: Meyer (wie Anm. 99), S. 123 Nr. 110, Text S. 111. Der Holzstock wurde im frühen 19. Jh. von J. Noman in Zaltbommel wiederverwendet, vgl. Heurck/Boekenoogen (wie Anm. 102), S. 35.
134 Heurck/Boekenoogen, S. 33; Meyer (wie Anm. 96), S. 499.
135 Emile van Heurck/G. J. Boekenoogen, Histoire de l'Imagerie flamande, Brüssel 1910, S. 225 f.

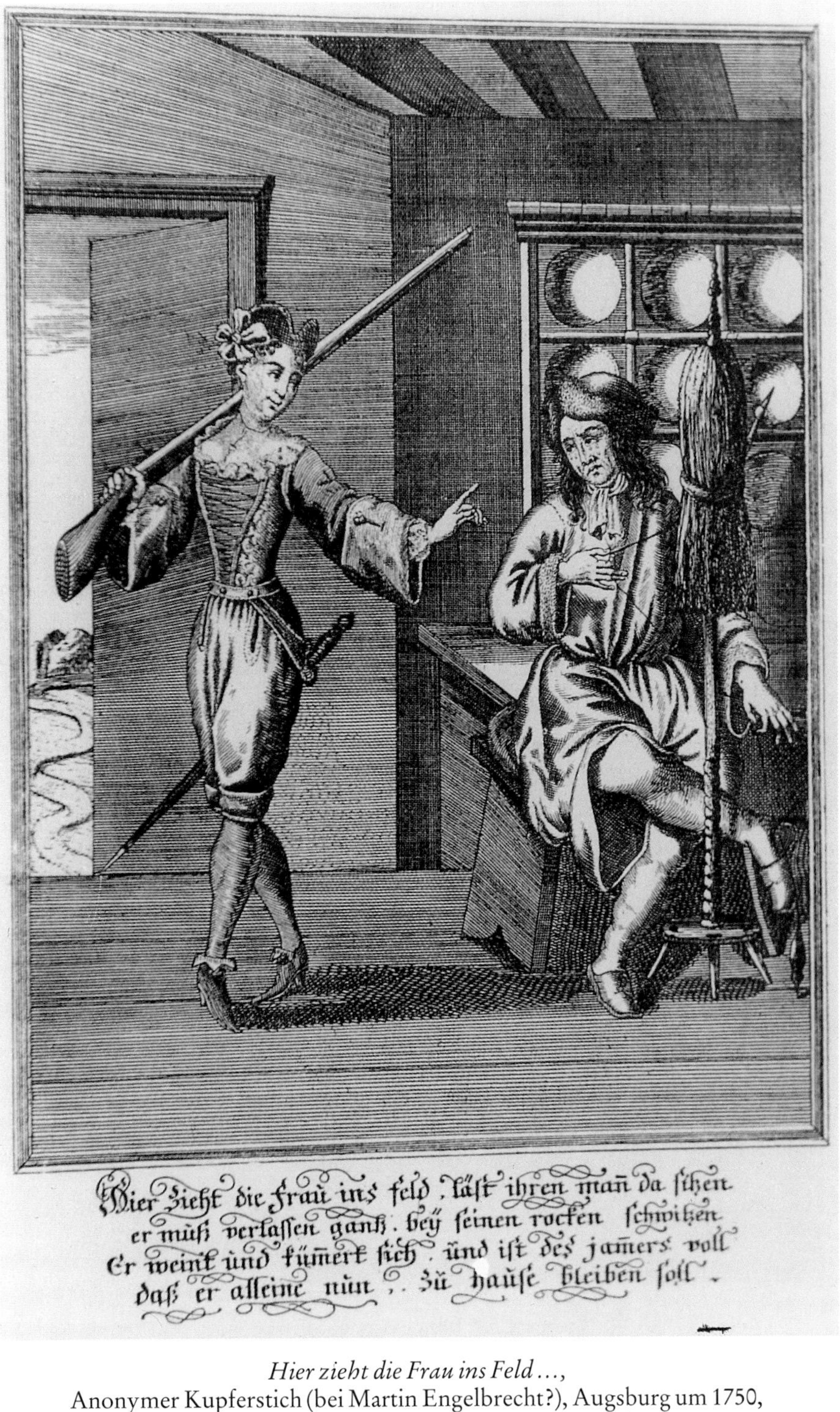
Hier zieht die Frau ins feld, läst ihren man da sitzen
er muß verlassen gantz, bey seinen rocken schwitzen.
Er weint und kümert sich, und ist des jamers voll
daß er alleine nun, zu hause bleiben soll.

Hier zieht die Frau ins Feld ...,
Anonymer Kupferstich (bei Martin Engelbrecht?), Augsburg um 1750,
München, Stadtmuseum, Sammlung Günter Böhmer

gene Bux hilft. Jan de Wassers mühseliges Leben gehört zu den beliebtesten »Kinderprenten«. Die Kundschaft dieser Kästchenbogen waren nämlich nicht Erwachsene wie für alle oben beschriebenen Bilderbogen, sondern Knaben und Mädchen.

Jan und Griets Rollentausch war in den Niederlanden sprichwörtlich, so daß es nicht erstaunt, die Szene auch unter einem Dutzend im Genter Volkskundemuseum verwahrten Holzstöcken zu finden, die besonders verbreitete Proverbien ins Bild setzen. Es existiert kein alter Abzug von den Hölzern, die mindestens ins frühe 18. Jahrhundert datiert werden müssen. Der bärtige Jan trägt zu seinem Wams einen Rock, Griet schlüpft in seine schwarzen Hosen.[136] Ein Ableger der Geschichte läßt sich in Neuruppin nachweisen, wo um 1840 bei Gustav Kühn der Bogen *Der kleine Mann und die große Frau* (Nr. 1198) herauskam. Neun Szenen erzählen, wie der kleine Mann immer stärker von der großen Frau unterdrückt wird, die im ersten Bild zwar nicht sichtbar, aber verbal die Hosen anlegt.[137] Wider Erwarten wird man auf jenen Bilderbogen, die in kuriosen Szenen alles Gewohnte auf den Kopf stellen und unter dem Titel *Die verkehrte Welt* ganz Europa ergötzten, kaum fündig. Nur auf einem kolorierten Kupferstich der Dresdner Firma Carl Friedrich Rüdiger vom späten 18. Jahrhundert ist unter zwanzig Kästchen auch eines, auf dem die Rokokodame eine viel zu kleine Hose schwenkt, während der Mann lamentiert: »Der Fischbein Rock hat mich betrogen – mir Stock, Hut und Hosen ausgezogen«[138]. Hingegen spielt auf einer zum festen Kanon der verkehrten Welt gehörenden Eheszene die Hose nur ganz ausnahmsweise eine Rolle: die Frau zieht in der Regel im Rock mit geschultertem Gewehr auf Wache oder ins Feld, während ihr Gatte mit Kind und Spinnrocken zu Hause hocken muß. Nur gelegentlich, etwa auf einem um 1750 in Augsburg, wahrscheinlich bei Martin Engelbrecht[139] verlegten Kupferstich oder auf dem 1826 bei Dupont-Diot in Beauvais nach einer Pariser Vorlage kopierten, zwölfteiligen Holzschnitt *Le Monde renversé*[140] trägt, die Amazone Kniehosen.

Die Eroberung von Herrschaft und Hosen ist ein in der populären Druckgraphik durch die Jahrhunderte lebendig gebliebenes Thema. Die Stilkunst hat sich nie darum gekümmert. Nur in der Karikatur taucht es am Ende des 18. Jahrhunderts bezeichnenderweise im Gefolge erster Emanzipationsdebatten in England auf.[141] Der hochtalentierte Richard Newton (1777–98), der schon mit 21 Jahren starb, zeichnete mehre-

136 Maeterlinck (wie Anm. 51), T. 5.

137 Werner Hirte, Die Schwiegermutter und das Krokodil. 111 bunte Bilderbogen, München 1969, farb. Abb. S. 13.

138 Heiner Vogel, Bilderbogen, Papiersoldaten, Würfelspiel und Lebensrad, Würzburg 1981, S. 53, Text S. 64.

139 München, Stadtmuseum, Sammlung Günter Böhmer; 28,3 x 18,6 cm; abgeb. in: Ausstellungskat. Günter Böhmer, Die verkehrte Welt, Paris, Goethe-Institut, 1985, S. 13 Nr. 31, Abb. S. 72.

140 Beauvais, Archives départementales de l'Oise, 2 T; 29 x 39 cm (6,7 x 7,8 cm mißt das Kästchen mit der Unterschrift: Le mari file une quenouille tandis que la femme porte la culotte); abgeb. in: Grand-Carteret (wie Anm. 105), S. 15.

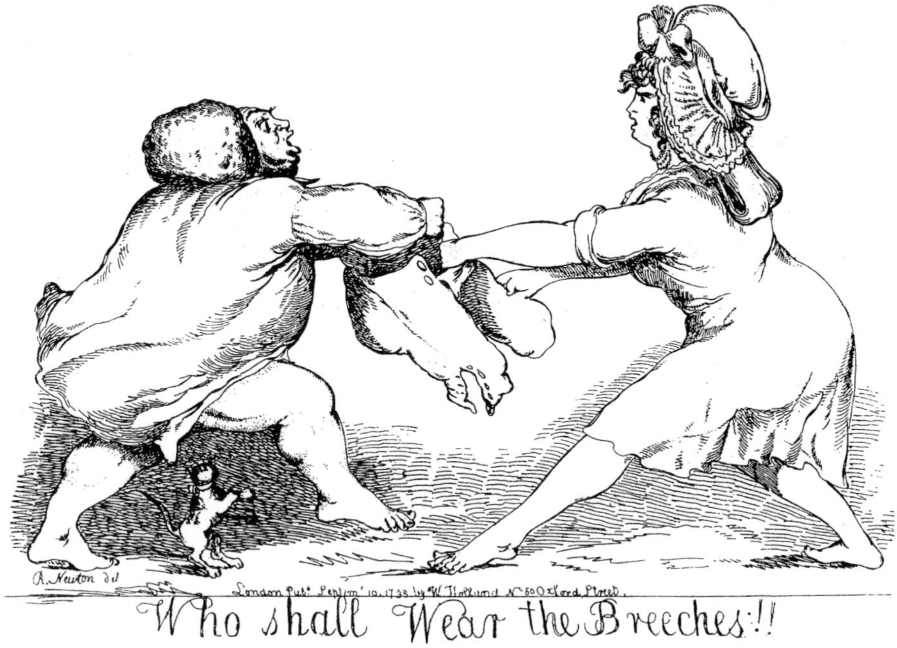

Richard Newton (1777–98), *Who shall wear the breeches,*
Kolorierte Radierung bei William Holland, London 1793

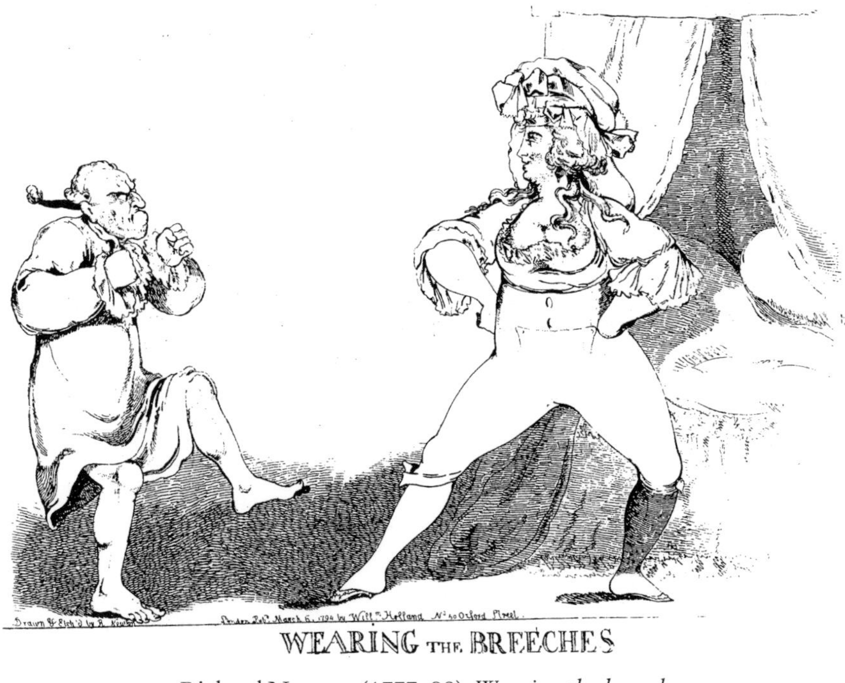

Richard Newton (1777–98), *Wearing the breeches,*
Kolorierte Radierung bei William Holland, London 1794

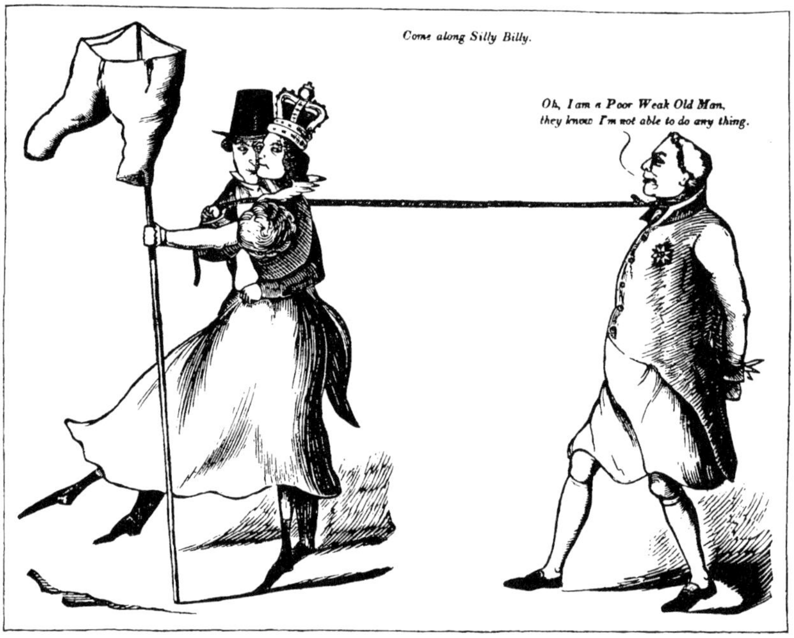

Come along Silly Billy, Anonyme Lithographie, London (?) um 1830

re Phasen des Gefechts. Seine kolorierten Radierungen publizierte William Holland in London. *Who shall wear the breeches* (1793) führt das Gerangel eines fetten Herrn im Hemd mit seiner entschlossenen Partnerin um das alles entscheidende Kleidungsstück vor, während *Wearing the breeches* (1794) die Siegerin in Hosen zeigt. Auf einer anonymen englischen Karikatur um 1830 mit dem Titel *Come along Silly Billy*[142] trägt ein frivoles Frauenzimmer, den Galan zur Seite, die Hosen ihres ältlichen Ehemannes auf einer Stange wie eine Standarte voran. Gleichzeitig zieht sie an einem Strick die beraubte Jammergestalt in Frack und Hemd hinter sich her. Eine deutsch-englische Ehe karikiert Henry Stacy Marks (1829–1898) um 1850[143], wobei die Lady die Hosen, in die sie eben geschlüpft ist, verteidigt, während der korpulente Gatte sein Weib mit einer deutschen Wurst bedroht. Die groteske Karikatur spielt möglicherweise auf die englisch-deutsche Verbindung des Königshauses an. Diese kleine Auswahl zeigt schon die Tendenz der englischen Radierungen: Spott ergießt sich über beide Geschlechter, fürchten muß man sich aber nur vor dem schwachen.

141 Natürlich war auch in England die Redensart seit langem geläufig, etwa bei Shakespeare, König Heinrich VI., Teil 3, Akt 5 Szene 5, wenn Gloucester Margareta anklagt: »That you might still have worn the petticoat – And ne'er have stol'n the breech from Lancaster«, aber frühe Bildzeugnisse scheinen dort bisher nicht aufgetaucht zu sein.

142 Kind/Fuchs (wie Anm. 116), Bd. II, S. 436 Nr. 395 u. S. 437 Nr. 396; Bd. I, S. 155 Nr. 138.

143 Kind/Fuchs, Bd. II, S. 442 Nr. 400.

Kein Thema für Liebesgaben

So geläufig der Hosenstreit im Repertoire der populären Druckgraphik ist, so selten findet man das Motiv in der traditionellen Volkskunst. Für die Möbelbemalung, zur Verzierung von Liebesgaben und von alltäglichem Gerät kam dieser Streit so wenig in Betracht, daß man lange suchen muß, ehe man fündig wird. Das auffallendste Objekt mit unserem Thema ist ein etwas über 50 Zentimeter hoher Tischbrunnen aus

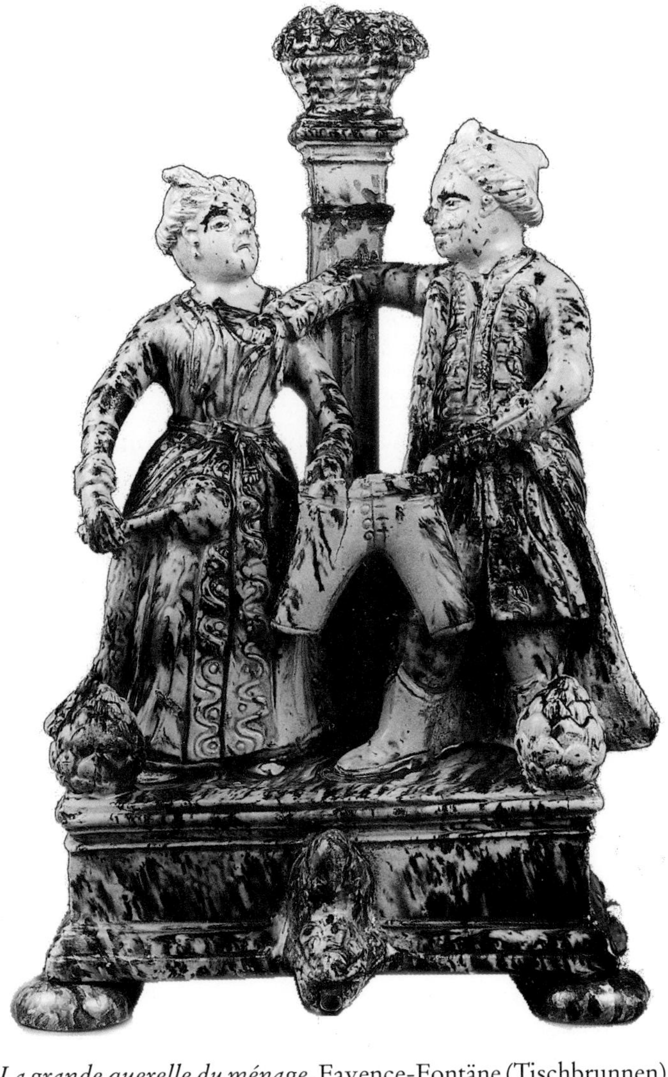

La grande querelle du ménage, Fayence-Fontäne (Tischbrunnen) mit ockergelber, emailgrüner und brauner Engobe, Rhônetal, 18. Jahrhundert, Paris, Musée National des Arts et Traditions populaires

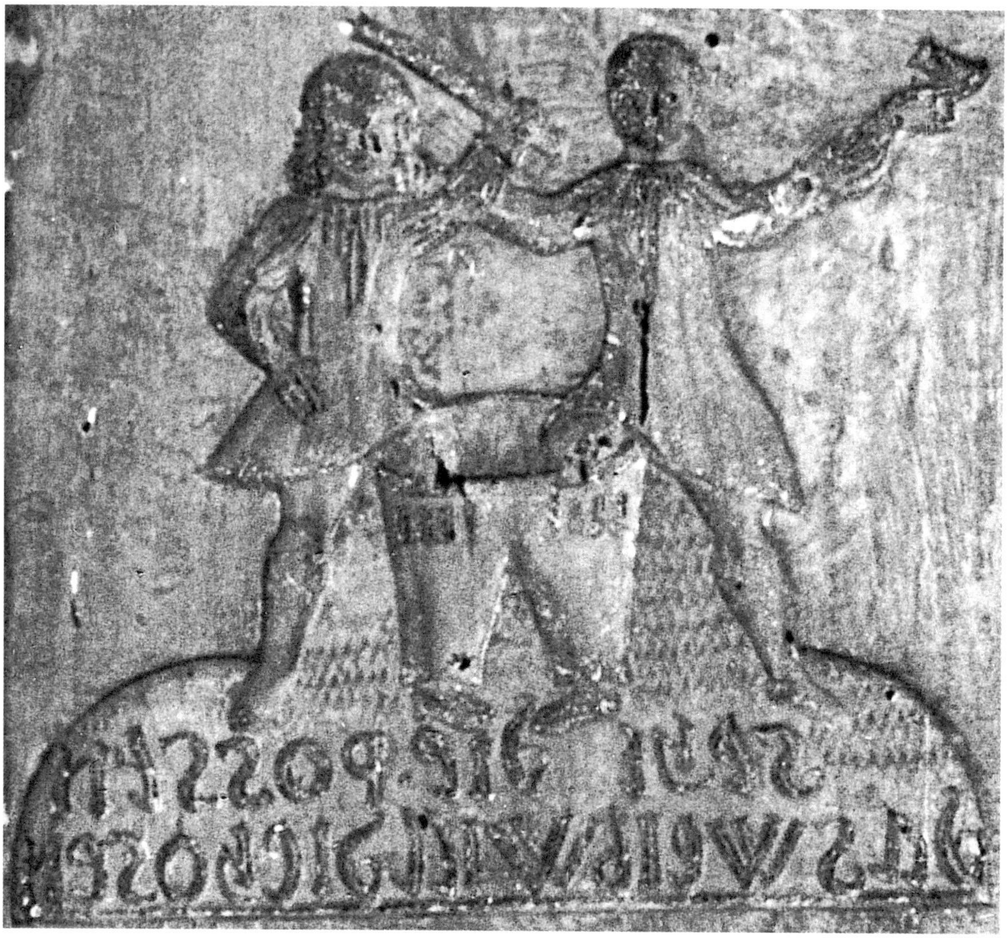

Seht die Possen, das Weib will die Hosen,
Backmodel aus Holz (Ausschnitt), Süddeutschland,
18. Jahrhundert, Köln, Stadtmuseum

Keramik[144], der im 18. Jahrhundert im Rhônetal gefertigt wurde. Auf einem Sockel steht das Paar mit der Hose, die jeder an sich ziehen möchte. Dahinter erhebt sich ein kannelierter Pfeiler, den ein Blumenkorb krönt. Fontäne und Figuren sind mit ockergelber, emailgrüner und brauner Engobe überzogen. Vielleicht war das spektakuläre Einzelstück eine witzige Hochzeitsgabe. Es scheint allerdings keine Nachfolge gefunden zu haben.

Ebenfalls im 18. Jahrhundert kommt das Thema mehrfach – diesmal in Deutschland – auf hölzernen Backmodeln vor. *Zih du den Rock hier an den du bist Frau und*

144 Paris, Musée National des Arts et Traditions populaires, Inv. Nr. 77 701; Ausstellungskat. Hier pour demain, Paris, Grand Palais 1980, Nr. 361, farb. Abb. S. 4; Ausstellungskat. Quérir-Choisir. Nouvelles acquisitions, Paris, ATP, 1987, S. 170 Nr. 286.

ich bin Mann lesen wir unter dem seiner Bux Beraubten[145], der im gefältelten Hemd mit baumelnden Hosenträgern streng frontal zum Betrachter steht, während ihm seine Angetraute in Schößchenmieder und Beinkleid ihren Rock offeriert. Auf einer anderen Backform ist der Streit noch in vollem Gange. *Seht die Possen, das Weib will die Hosen* schimpft der Gebieter.[146] Beide Szenen sind Ausschnitte aus mehrmotivigen, flachen Modelplatten. Es mag sich dabei um Scherzgebäcke für Verlobungen, Polterabende und Hochzeiten handeln, zumal die Themen auf dem gleichen Holz alle um Liebe und Ehe kreisen. Diese zeremoniellen Backwaren hatten zudem den Vorteil der Flüchtigkeit, und ihr Verzehr gehörte schon zu den Riten, die besonders zahlreich und dicht den Übergang vom Ledigenstand in die Ehe begleiteten. Wesentlich dauerhafter war da der auf Seemannshaut gestochene Streit ums Beinkleid, den Adolf Spamer[147] unter 4000 Bildvorlagen für die Tätowierung in deutschen Hafenstädten um 1930 registrierte, vorausgesetzt er wurde jemals von einem Kunden verlangt.

In rund einem Dutzend französischer Ortschaften entlang der jungen Loire bei Roanne und Saint-Etienne hat Paul Fortier-Beaulieu[148] den Brauch eines rituellen Hosenkampfs notiert, der Bilderbogen und Springerle lebendig werden läßt. Seine im Terrain gesammelten Zeugnisse reichen von 1887 bis 1935. Die Brautleute mußten nach der Rückkehr von der Kirche zum Bauernhof, in dem das Hochzeitsessen stattfinden sollte, vom Tor zum Haus um die Wette laufen. Eine Männerbux und ein Besen waren dort aufgehängt. Wer wird die Hose ergattern? Das Szenarium war von den Köchinnen des Mahls vorbereitet und konnte schon zum ersten Zwist führen, wie die Gewährsleute wiederholt schildern, so daß ein regelrechter Streit um die Hosen ausbrach. Wem der Besen blieb, mußte seine Künste im Kehren vor aller Augen nachweisen. Bilderbogen mögen bei der Entstehung dieser Scherzhandlung im späten 19. Jahrhundert Pate gestanden haben. Eine Unzahl ähnlicher Orakel und mehr oder minder ernst genommener abergläubischer Praktiken, um die Zukunft zu beeinflussen, begleiteten überall den Ablauf traditioneller Hochzeitszeremonien. Gelegentlich spielte auch die Hose dabei eine Rolle. Die Braut mußte sie in der Hochzeitsnacht unters Kopfkissen legen (Böhmen), heimlich hineinschlüpfen oder mit einem ihrer Kleidungsstücke überdecken (Tirol), damit ihr die Herrschaft im Hause sicher war[149].

145 Crailsheim, Privatsammlung. Monogrammiert H. E.; abgeb. in: Albert Walzer, Liebeskutsche, Reitersmann, Nikolaus und Kinderbringer. Volkstümlicher Bilderschatz auf Gebäckmodeln, in der Graphik und Keramik, Stuttgart 1963, S. 154 Nr. 219.

146 Köln, Stadtmuseum; abgeb. in: Edith Hörandner, Model. Geschnitzte Form für Lebkuchen, Spekulatius und Springerle, München 1982, S. 156 Nr. 218.

147 Adolf Spamer, Die Tätowierung in den deutschen Hafenstädten, in: Niederdeutsche Zeitschrift für Volkskunde, Jg. 11, Heft 3/4, Bremen 1933, S. 177.

148 Paul Fortier-Beaulieu, Mariages et Noces campagnardes dans les pays ayant formé le département de la Loire, Paris 1937, S. 273 ff.

149 HDA (wie Anm. 43), Bd. IV, Sp. 406; Karl Friedrich Wilhelm Wander (Hrsg.), Deutsches Sprichwörter-Lexikon, Leizpig 1867, 5 Bde. (Reprint Augsburg 1987), Bd. II, sp. 791 Nr. 60.

Unseren Überblick des häuslichen Hosenstreits vom 13. bis ins 20. Jahrhundert in Literatur, Graphik und Volksbrauch würden weitere Belege kaum grundlegend verändern. Alle Text- und Bildbeispiele sind von Männern erdacht und erfunden, unter den Autoren, Entwerfern und Produzenten findet sich keine einzige Frau. Erst um 1900 werden die Scherzorakel bei Dorfhochzeiten von Köchinnen inszeniert. Von den Konsumenten dieses Sujets haben wir nur eine sehr allgemeine Kenntnis. Spezielle Belege zu seiner Rezeption fehlen. Das einzige präzise Zeugnis ist sozusagen ein Selbstzitat. Auf dem Bilderbogen *Le mari jobard ou la femme maîtresse*[150] der Offizin Gangel in Metz, der 1854 in der Pariser Nationalbibliothek hinterlegt wurde, hängt als Wandschmuck über dem von einer bösen Xanthippe beherrschten Pantoffelhelden ein gerahmter Hosenstreit. Es ist allerdings nicht sehr wahrscheinlich, daß gerade dieses Thema häufig als Zimmerzier diente.

Das Hauptinteresse des Stoffs lag in seinem Unterhaltungswert, wenn auch lange Zeit offen oder unterschwellig ein warnendes Element mitschwang. Gewarnt wurde der Mann vor den Tücken der Frau, die Frau vor allzu offensichtlichem Machtstreben. Das gilt schon für das 13. Jahrhundert, als in Piauceles Fabliau der Sieg des Flickschneiders die gestörte Ordnung umgehend wieder herstellt.

»Kürtzweylig« sollen auch die deutschen Exempel des 15. und 16. Jahrhunderts sein, obschon hier regelmäßig der Mann unterliegt. Dieser Zweckpessimismus, der sich in den holländischen Formulierungen des Themas zur männlichen Selbsterniedrigung steigert, kann kein Zufall sein. Indem man das Schlimmste beschwört, bannt man es auch. Nicht, daß in Spätmittelalter und früher Neuzeit die Frauen tatsächlich geherrscht hätten; aber ihre virtuelle Macht war zu keiner anderen Zeit gefürchteter. Das den Frauen von jeher unterstellte Dominanzstreben schien damals einer Verwirklichung am nächsten. Zudem wird die Oberherrschaft nicht mehr allein durch weibliche Bosheit wie in Hans Sachs' Fastnachtsspiel erstritten, vielmehr zwingt die Frau den Mann durch erotische Verlockung in Abhängigkeit und Verderben. Adams Argument nach dem Sündenfall (Genesis 3/12) ist noch immer aktuell. In der Druckgraphik und populären Literatur dieser Zeit siegt im Geschlechterstreit fast immer die Frau.

Das ändert sich im 17. und 18. Jahrhundert. Die rund drei Dutzend verschiedenen Bilderbogen mit dem Hosenstreitthema lassen sich zu sechs Typen gruppieren. Die Kupferstiche und Holzschnitte mit dem herzhaften Bauerngerangel, bei dem beide Partner zugleich die Hose besteigen wollen, beenden den Zwist auf einem Pendant sogleich zugunsten des Mannes. Man argumentiert mit seiner naturgegebenen Über-

150 Beaumont-Maillet (wie Anm. 65), S. 76/77; Jobard = dämlich, Einfaltspinsel, der Ausdruck ist von Job (Hiob) abgeleitet, der sich auch alles von seiner bösen Frau gefallen lassen mußte.

legenheit, die schon im Tierreich erkennbar sei, wo es dem Hahn zukommt zu krähen und nicht der Henne. Auch jede sexuelle Aktivität hat von ihm auszugehen. Daß auf dem gleichen Blatt ausgerechnet der umstürzende Bienenkorb die Unordnung symbolisiert, die ein solcher Disput zwischen Eheleuten im Gefolge hat, gibt dem Blatt in unseren Augen einen ironischen Reiz: gehorcht hier doch – was die Stecher damals nicht wußten – ein ganzes Volk einer Königin. Bis zum 18. Jahrhundert hielt man sie für männlich.

Auch die zweite Darstellungskonvention, die emblematisch verfestigten Kupferstiche des 17. und 18. Jahrhunderts mit dem bürgerlich-gesitteten Hosendisput ziehen die Frage, wer überlegen ist, nicht lange in Zweifel. Der Rock als Tauschobjekt erscheint nur ein einziges Mal. Er ist kein Äquivalent für die Hose und wird von keiner Partei sollizitiert. Diese in Paris und Lyon gestochenen Blätter rechnen zwar zur populären Druckgraphik, sind aber keine typischen Bilderbogen. In Frankreich bezeichnet man sie als *Imagerie demi-fine*.

Einen gewissen emanzipatorischen Schwung hat in Frankreich der dritte Typenstrang, der bezeichnenderweise nach der großen Revolution zu Beginn des 19. Jahrhunderts einsetzt: die dramatische Allegorie unter der Fuchtel der Zwietracht, mit den neu hinzugekommenen Nachbarn, die, soweit sie weiblich sind, natürlich zum Kampf anstacheln. Doch auch hier wird feminines Dominanzstreben allzu rasch der Lächerlichkeit überführt. Auf deutschen Bilderbogen verstärkt der – wenn auch spaßhaft gemeinte – Teufelspakt der Frau den negativen Eindruck ihres Begehrens. Dennoch möchte man argumentieren, daß der Anblick solcher Szenen auf die Dauer eine latente Aufmüpfigkeit aufgeweckter Weiblichkeit geschürt haben könnte. Jedenfalls war man angehalten, über die Rollenverteilung in der Ehe nachzudenken, was von Bildmotiven wie dem Ehejoch, Ehekreuz oder Ehekäfig, die ganz einfach die passiv zu erleidende Misere der Zweisamkeit thematisieren, nicht gesagt werden kann. Schon die Einsicht, daß es sich um Rollen handelt, in die man – vorausgesetzt man besitzt das richtige Kostüm – schlüpfen kann, mußte die Vorstellung einer naturgegebenen und gottgewollten Unveränderlichkeit der Machtstruktur erschüttern.

Die gleichen Überlegungen können auch für die vierte Formulierung, die das Künstlermilieu zeigt, gelten, obschon hier die bohemehafte Unordnung viele Frauen von einer Nachahmung abhalten mochte. Das fünfte, für Frankreich typische Modell des Streits im rustikalen Milieu, ist bis heute in seiner Folklorisierung der Inbegriff eines Bilderbogens vom Hosenstreit, während das sechste, die Kästchengeschichte von Jan und Griet, besonders bei den Kindern Erfolg hatte und auf Holland und Belgien beschränkt blieb.

Im 20. Jahrhundert verlor die Allegorie vom Hosenstreit Attraktivität und Witz. Das alltägliche Hosentragen der Frauen, obschon noch bis zur Jahrhundertmitte und

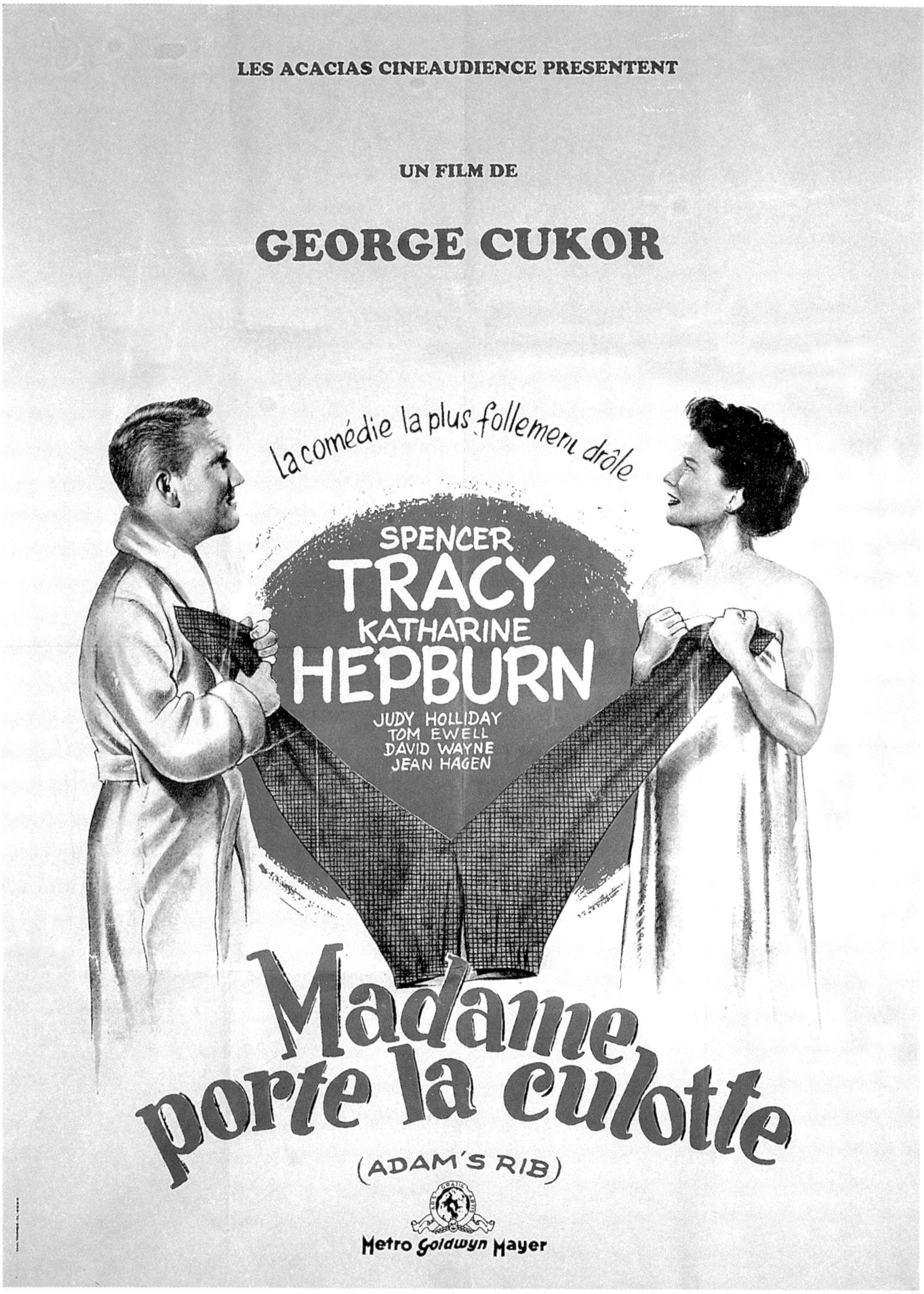

Madame porte la culotte,
Plakat für die Reprise des Films *Adam's rib* von George Cukor (1949)
mit Spencer Tracy und Katharine Hepburn, Paris 1993

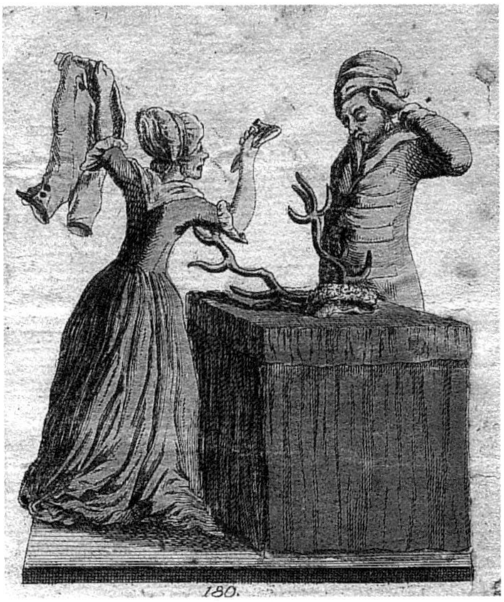

Heyrathe dies Jahr ..., Klappkärtchen mit Neujahrsglückwunsch, Text auf rotem Atlas, Kolorierte Radierung ohne Verlagsangabe (Löschenkohl?), Wien 1795 zum Jahreswechsel handschriftlich gewidmet

darüber hinaus heftig umstritten, machte das Kleidungsstück als Symbol männlicher Macht ungeeignet. Bald wird sogar die Metapher erklärungsbedürftig und man muß beispielsweise Marcel Prousts Charakterisierung des Ehepaars Vaugoubert in *Sodome et Gomorrhe: C'était le mari qui portait les jupes et la femme les culottes* mit einer Fußnote versehen[151]. Immerhin behielt George Cukors Filmkomödie von 1949, *Adam's Rib*, bei ihrer Reprise im Sommer 1993 in Paris den französischen Titel der Erstaufführung – *Madame porte la culotte* – bei. Riesenplakate zeigten Katharine Hepburn und Spencer Tracy in flauschiger Morgenkleidung, jeder an einem Bein einer karierten Sporthose ziehend. Natürlich ist die Szene im übertragenen Sinn zu verstehen. Das Ehepaar – beide Rechtsanwälte – ficht seine Dispute mit umwerfend komischen Peripetien forensisch aus. Erinnert man sich an den Waffenkampf des ältesten Kupferstichs aus dem 15. Jahrhundert, mit dem unsere Bildreihe einsetzt, darf man die Wortgefechte aus Hollywood mit *happy end* geradezu als fortschrittlich verbuchen.

151 Marcel Proust, A la recherche du temps perdu, Sodome et Gomorrhe, Bibliothèque de la Pléiade, Paris 1954, Teil II Kap. 1, S. 645 (Erstausgabe 1921/23).

»Um ein paar Hosen schlagen sich, hier sieben Weiber jämmerlich«

Dem Krieg der Geschlechter um die Vorherrschaft in der Ehe geht ein nicht minder heftiger Zank zwischen weiblichen Rivalinnen voraus, bei dem ebenfalls eine Hose der Einsatz ist. Sie symbolisiert hier nicht nur die männliche Macht und Sexualität, sondern den ganzen Menschen, dem in der traditionellen Gesellschaft eine Frau erst einmal legitim verbunden sein mußte, um ihm dann das Regiment streitig machen zu können. Dieser Kampf um den Mann war besonders in Deutschland und den Niederlanden ein beliebtes Thema der Graphik und Popularkunst.

Ein um 1450/60 entstandener Kupferstich des oberrheinischen Meisters E. S.[152] gilt bislang als ältestes Bildbeispiel des Motivs. Es verbirgt sich in der Querfüllung eines Ornamentblatts und ist in seiner Ikonographie noch wenig festgelegt. Fünf schlanke, splitternackte Mädchen mit den kleinen, hoch angesetzten Kugelbusen der Gotik turnen auf den Akanthusranken dieses für Goldschmiede, Schnitzer oder Steinmetze entworfenen Musterbogens. Die Preise für die Siegerinnen – zwei Unterhosen und nicht wie später üblich eine – lassen sich auf den ersten Blick kaum von dem gerollten Blattwerk unterscheiden. Oben rechts schlüpft eine Dame entschlossen in die *bruch*, die sie erobert hat, was dem Mädchen unter ihr sichtlich mißfällt. Eine andere Schöne zerrt mit der Rechten am Zipfel des begehrten Kleidungsstücks, während sie in der erhobenen Linken eine Garnhaspel schwingt, mit der sie das Fräulein unter ihr, das die Hose ihrerseits nicht loslassen will, bedroht. Das fünfte Weibchen links unten hält einen Spiegel in Händen, in den sie nicht selber blickt. Sie dreht ihn vielmehr dem Betrachter zu und läßt so an ein Liebes- oder Eheorakel denken, bei dem der mantische Spiegel das Abbild ihres Zukünftigen herbeizwingen soll.[153] Ebensogut aber kann der Spiegel der Einzelgängerin, die energisch über eine Ranke steigt und den Gefährtinnen kühl den Rücken zukehrt, auf ihre Klugheit anspielen, die sie am Streit nicht teilnehmen läßt, ist er doch das traditionelle Attribut der Prudentia.

152 Lehrs (wie Anm. 91), Bd. II Nr. 308 nennt vier Exemplare; 9,7 x 13,8 cm.
153 HDA (wie Anm. 43), Bd. I, Sp. 399, III Sp. 1720, IV Sp. 437, 886, IX/N Sp. 557.

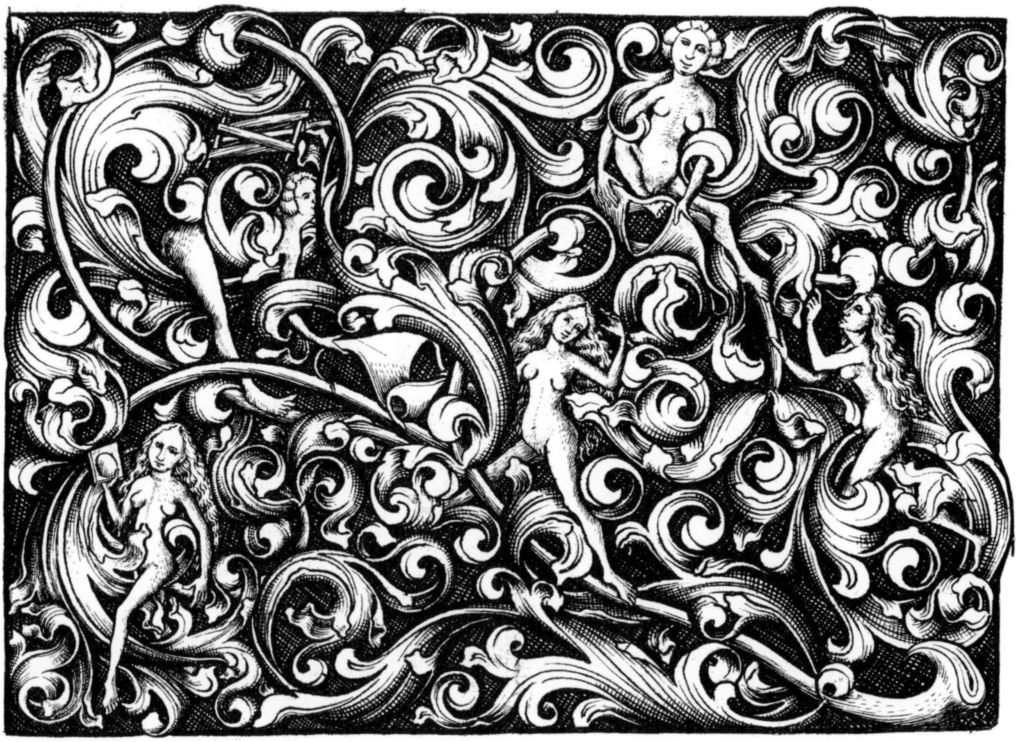

Meister E. S., Querfüllung mit dem Disput von fünf Wildfräulein um zwei Hosen, Kupferstich, Oberrhein um 1450/60

Die bei Elementarwesen wie den wilden Leuten oder Hexen übliche Nacktheit überrascht auf unserer Allegorie. Soll sie auch hier Naturnähe demonstrieren, handelt es sich um eine rituelle Nacktheit, die bei zauberischem Tun häufig vorgeschrieben ist oder muß man sie als Kennzeichen der Wollust interpretieren, erscheinen doch Voluptas und sogar Venus fast immer im Evaskostüm? Das Gegenstück zu diesem Hosenkampf, ein weiteres bewohntes Ornamentblatt des Meisters E. S.[154], zeigt ein Turnier zwischen Mann und Frau und setzt damit gleichsam den Weiberstreit fort. Allerdings sind hier die Akteure eindeutig Wildleute, die nackt auf Einhorn und Hirschkuh reiten. Sie sind mit Rechen und Kunkel bewaffnet und parodieren den ehelichen Machtkampf. Die Wildfrau erscheint den Mädchen auf unserem Blatt so eng verschwistert, daß wir auch sie als Naturwesen, die menschliche Sitten verspotten, betrachten dürfen.

Die beiden Kupferstiche, die nur wenige Jahre später das Thema festlegen, indem sie es aus der Phantasiewelt der Wildleute in die Realität versetzen, sind berühmt ge-

154 Lehrs (wie Anm. 91), Bd. II Nr. 307.

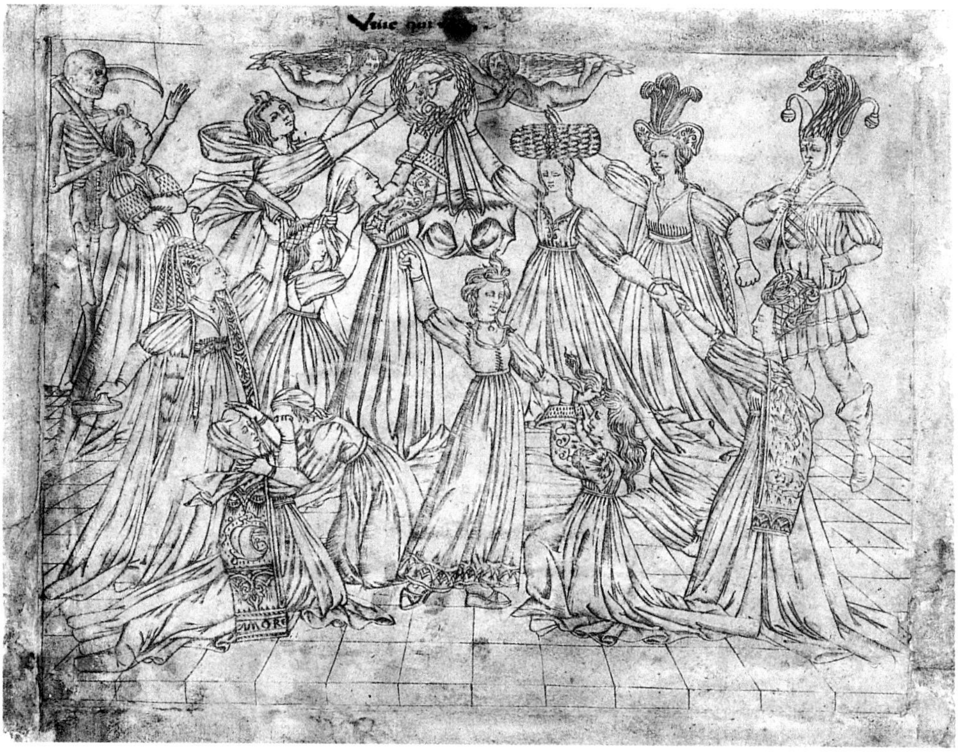

Hosenkampf, Anonymer Kupferstich,
Florenz vor 1464, München, Graphische Sammlung

worden, hat man sie doch in der Kunstgeschichte eifrig diskutiert und gedeutet.[155] Das eine, vor dem Jahr 1464 in Florenz gestochene Blatt[156], huldigt der profanen Liebe. Zwölf elegante Damen der Gesellschaft in reicher, vielfach bestickter Kleidung, einige mit extravaganten Hauben und Hüten angetan, drängen sich nach einem von Engelputti gehaltenen Lorbeerkranz, in dem ein pfeildurchbohrtes Herz blutet. Als Dreingabe baumelt an diesem Kranz die Bux, die von den Florentinerinnen vornehm ignoriert wird. Der Kampf der Frauen ist nur angedeutet, so daß die Gesamtkomposition eher einem Tanz gleicht, wenn auch bei Nahsicht durchaus zugegriffen wird. Rechts hinten spielt ein Narr auf Flöte und Trommel, links erscheint das Gerippe des Todes mit der Sense. An ihn lehnt sich das einzige am Ballett des Begehrens unbeteiligte Mädchen: es ist ihm schon verfallen und der Welt verloren. Nur eine der zwölf hat eine Waffe, nämlich ihren Pantoffel, in Händen. Auf dem reich bestickten Prunk-

155 Friedrich Lippmann, Ein italienischer und ein deutscher Kupferstich des XV. Jhs., in: Jahrbuch der königlich preußischen Kunstsammlungen, Berlin 1886, Bd. VII, S. 73–81; Arthur M. Hind, Early Italian Engraving, Bd. I/1, London 1938, S. 63 f.
156 München, Graphische Sammlung, Inv. Nr. 17 40 27; 18 x 24 cm.

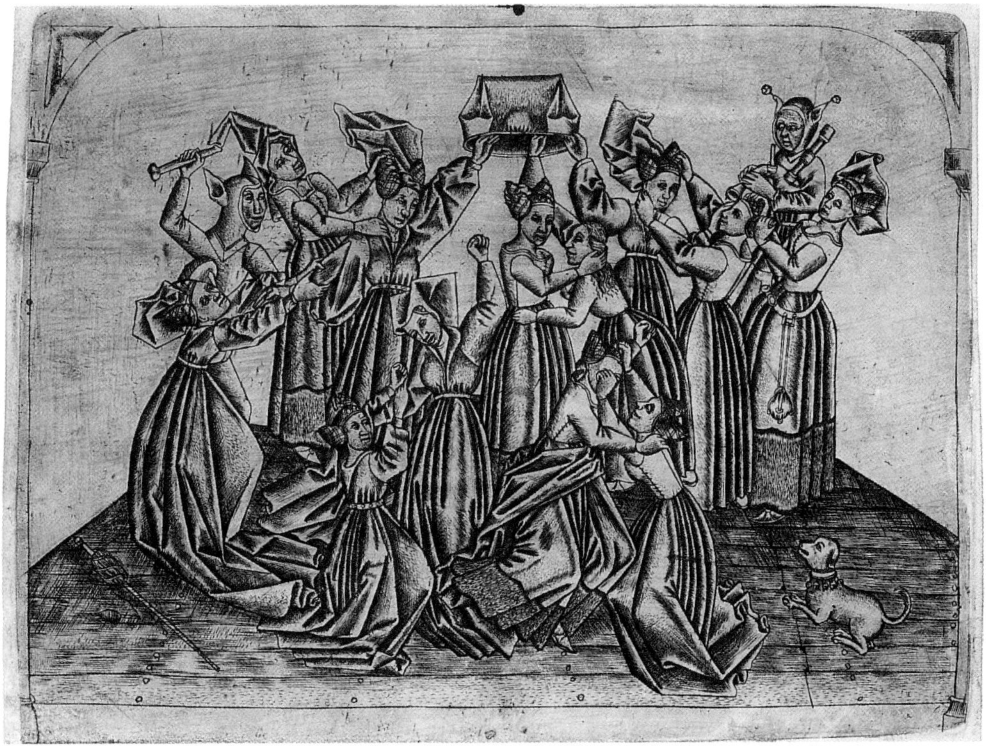

Banderollenmeister, Der Kampf um die Hosen,
Kupferstich, Deutschland um 1460, Berlin, Kupferstichkabinett

ärmel einer der entschlosseneren Teilnehmerinnen am Liebesreigen steht AMORE zu lesen; darüber bläht sich ein Segel, Imprese der Rucellai, einer der ersten Florentiner Familien jener Zeit. Andere Mantelstickereien zeigen einen Falken, der sich auf ein Hermelin stürzt oder einen aufsteigenden Phönix, Embleme weiterer Häuser, die noch nicht zugeschrieben werden konnten, aber für die Zeitgenossen natürlich lesbar waren. Diese Einbeziehung bekannter Personen in das erotische Spiel macht die Satire besonders pikant. Die kostbare und raffinierte Kleidung der Protagonistinnen und ihre trotz des Zanks anmutigen Gesten wären als Motiv der aufwendigen Florentiner Brauttruhen (cassoni) vorstellbar. Der Stich ist ein Unikat. Er kam auf uns, weil er in eine 1464 in Padua gebundene Sammelhandschrift des Nürnberger Humanisten Hartmann Schedel eingeklebt war.

Der andere, etwa zeitgleiche Kupferstich, stammt von dem deutschen Banderollenmeister[157]. Auch er zeigt zwölf Frauen, die sich eine *bruch* streitig machen. Die romantischen Embleme – Putti, Herz und Kranz – fehlen hier. Der Kampf erscheint

157 Berlin, Kupferstichkabinett; Lehrs (wie Anm. 91), Bd. IV Nr. 89; 18 x 24,9 cm.

realer, die Kleidung suggeriert wohlhabende Bürgerinnen, mehrere tragen schwere, pelzverbrämte Röcke. Zwei Narren sind zugegen, der eine spielt auf einem Dudelsack, der andere schwingt an Stelle des Florentiner Todes einen Knochen als Trommelstock, um an die Vergänglichkeit der Liebesfreuden zu erinnern. Ein Hündchen mit Schellenhalsband, das die Streitsucht der Frauen symbolisiert, und das achtlos auf der Erde liegende Attribut weiblichen Fleißes, der Spinnrocken, lassen Zweifel an der Sittsamkeit des Treibens aufkommen. Auffallend sind die Hörnerhauben fast aller Damen, durch die ihnen der Stecher mit sichtlichem Vergnügen und um den Preis langweiliger Gleichförmigkeit ein Air von Teufelinnen verleiht. Dieser extravagante Doppelhennin war zwischen 1390 und 1460 die bevorzugte Kopfbedeckung modebewußter Damen.

Die Diskussion der Fachleute ging um die Herkunft des Sujets. Zunächst suchte man das Original in Italien, zumal der Florentiner Stich dem deutschen an Qualität weit überlegen ist. Trotzdem plädierte Aby Warburg 1905 in einem Vortrag dafür[158], daß es sich um eine nördliche Erfindung handle, und da der Banderollenmeister nahezu ausschließlich als Kopist arbeitete und so etwas wie ein erster Reproduktionsstecher war, schlug er für beide Stiche eine gemeinsame, heute verlorene deutsche oder niederländische Bildquelle vor. Auch das bislang vernachlässigte Nebenmotiv des Mädchens mit dem Tod ist lateinischer Mentalität eher fremd und spricht für die transalpine Herkunft. Warburgs Argumente sind inzwischen allgemein akzeptiert, und wir können ihnen zur Bekräftigung nur noch hinzufügen, daß das nördlich der Alpen so ungemein florierende Motiv in Italien allem Anschein nach kein zweites Mal aufgegriffen wurde. Daß es im 15. Jahrhundert einen unbekannten italienischen Stecher zur Übernahme reizte, mag an seiner damaligen Aktualität gelegen haben, stand doch gerade um 1450 in Florenz ein Überangebot heiratsfähiger Frauen einer abnehmenden Zahl möglicher Partner gegenüber.

Die Fortsetzung des Sujets läßt – nach dem erhaltenen, mit Sicherheit schwer dezimierten Graphikbestand zu urteilen – ein Jahrhundert auf sich warten und führt uns nach Paris. Und was für eine Fortsetzung! Ein SB monogrammierter, zwischen 1560 und 1580 entstandener Holzschnitt versammelt eine wild gewordene Weiberhorde um den Einsatz, der hier kein Beinkleid, sondern eine dicke Kuttelwurst ist. Beteiligt an dem wüsten Kampf sind zwölf entfesselte Wesen jeglicher Kondition, was aus der unterschiedlichen Kleidung unschwer ablesbar ist. Ein alter Drache steht im Begriff, die ominöse Wurst mit einem Schürhaken zu ergattern. Eine der »Damen« ist im Eifer des Gefechts gestürzt und liegt nun am Boden, wobei sie ihr feistes, nacktes Hinterteil

158 Aby Warburg, Austausch künstlerischer Kultur zwischen Norden und Süden im 15. Jh. (1905), in: Gesammelte Schriften, Leipzig 1932, Bd. I, S. 177 ff., 368.

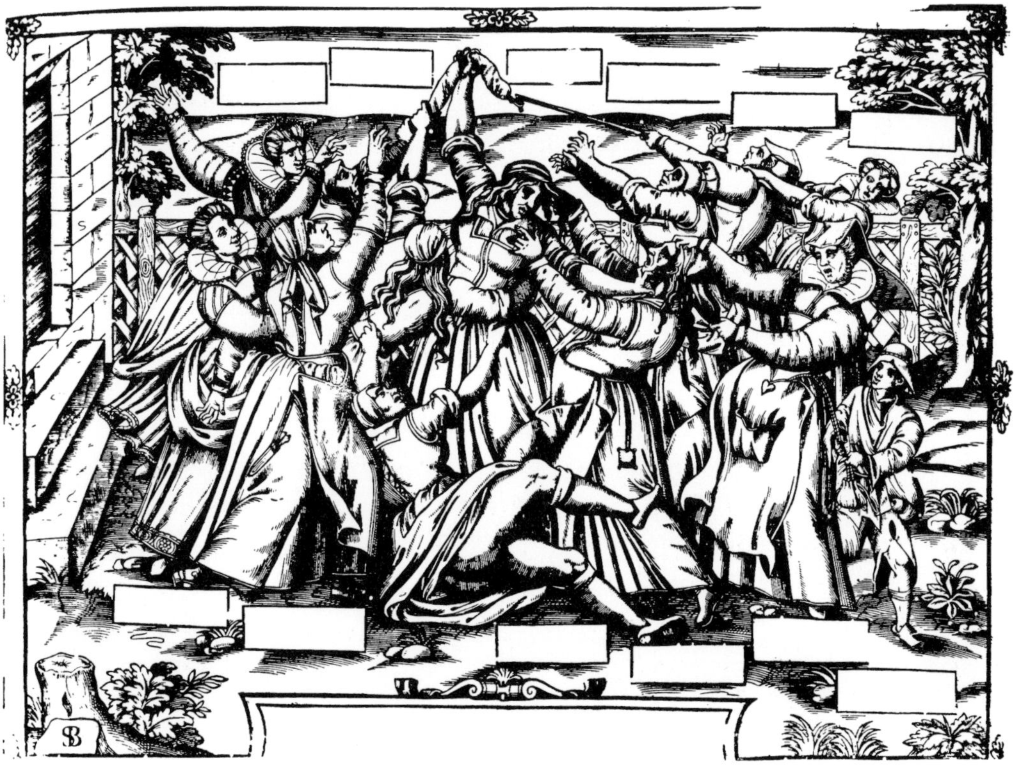

Monogrammist SB, *La dispute pour l'andouille,*
Holzschnitt, Paris um 1580, Paris,
Bibliothèque Nationale Estampes

dem Betrachter darbietet. Die Gefallene gehört von nun an zum festen Bestand der Komposition und taucht auf allen späteren Darstellungen auf. Ein halbwüchsiger Taschendieb schneidet im Tumult seelenruhig den Beutel einer Matrone ab, die nur Augen für ihre Vordermännin hat, der sie den Haarschopf ausreißen möchte. Zwölf leer gebliebene Kartuschen sollten die Namen dieser Engel aufnehmen. Der ansehnliche, 33,7 x 47 Zentimeter große Holzschnittbogen wurde von Jean Adhémar *La dispute pour l'andouille* (Der Streit um die Kuttelwurst) betitelt und nicht ganz überzeugend dem Pariser Imagier Jean II. Boussy zugeschrieben.[159]

Das zotige Treiben und seine eindeutige Obszönität sollen deutlich machen, was damals männliche Überzeugung war, daß nämlich die den Frauen zugeschriebene sexuelle Gier und Unersättlichkeit sie zu allem fähig macht. Nicht der Gewinn eines

159 Paris, Bibl. Nat. Est. Ea 12 rés. f.; Jean Adhémar, in: Revue Aesculape Nr. 3, März 1950. Der Holzschnitt ist links unten SB monogrammiert. Boussy war in der Pariser Rue Montorgueil erst ab 1578 aktiv. Vgl. Duchartre/Saulnier (wie Anm. 108), S. 197. Eine Datierung des Holzschnitts um 1560 erscheint glaubhafter, auch das Monogramm paßt nur zur Hälfte auf Jean Boussy.

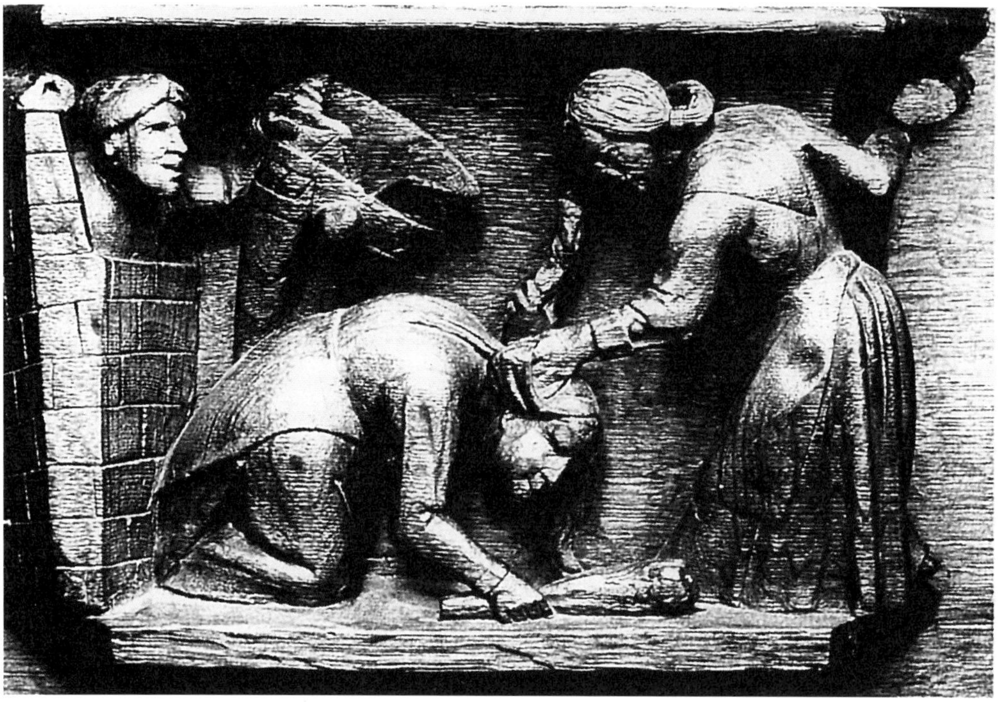

Hosenstreit,
Miserikord der Katharinenkirche in Hoogstraten (Flandern),
zwischen 1531 u. 1548

Ehemannes wie beim Banderollenmeister und schon gar nicht der Triumph der Liebe ist gemeint, sondern ausschließlich die augenblickliche Befriedigung der Lust. Narren sind in diesem Haufen als Zeichen der Verrücktheit überflüssig. Warum die Zwölfzahl? Die überzeugendste Erklärung ist der Wunsch, damit *cosi fan tutte* – so machen's alle – auszudrücken. Es ist die Zahl der Ganzheit, wie etwa zwölf Monate ein Jahr, die zwölf Stämme Israels ganz Israel und die zwölf Apostel die gesamte Gemeinde bezeichnen.

Wollte man das Thema auf einem Miserikord darstellen, mußte man die Anzahl der Personen natürlich drastisch reduzieren. Im Chorgestühl der Katharinenkirche von Hoogstraten[160], 39 Kilometer nördlich von Antwerpen, das zwischen 1531 und 1548 von Albrecht Gelmers ausgeführt wurde und 54 Sitze umfaßt, raufen zwei mit Keule und Wäscheklopfer bewaffnete Mägde erbittert um eine Hose, die von ihrem tatenlos zuschauenden Besitzer, der hier erstmals anwesend ist, als Anreiz und Preis über die

160 Maeterlinck (wie Anm. 51), S. 219; Kraus (wie Anm. 77), S. 65; Gaignebet/Lajoux (wie Anm. 51), S. 49.

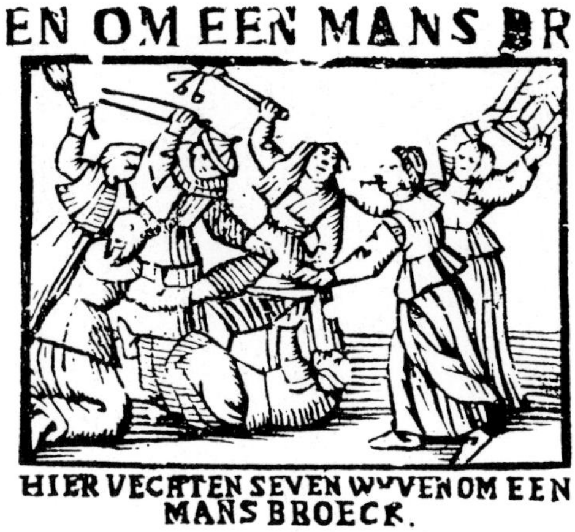

Hier vechten seven wyven om een mans broeck,
Ausschnitt aus einem sechsteiligen Sprichwort-Holzstock bei Van der Haeghen,
Gent frühes 18. Jahrhundert,
Gent, Museum voor Volkskunde

Mauer des Hauses gehalten wird. Eines der Mädchen ist schon in die Knie gezwungen, aber auch die mutmaßliche Siegerin hat noch keinen Blick für die Bux, deren auffallende Schamkapsel eine deutliche Sprache spricht. Liegt auch hier die Redensart zugrunde wie beim ehelichen Kampf um die Vorherrschaft, der ebenfalls in Hoogstraten ausgetragen wird? Für das 16. Jahrhundert kann man sie in den Niederlanden noch nicht nachweisen, aber auf einem der Druckstöcke mit flämischen Sprichwörtern, die mindestens ins frühe 18. Jahrhundert zurückgehen, findet man die ziemlich grobe Darstellung *Hier vechten seven wyven om een mans broeck*. Die Hölzer, von denen sich kein alter Abzug erhalten hat[161], werden im Museum von Gent verwahrt. Daß die Redensart älter ist, können wir Adriaen van de Vennes Zwiegesprächen *Tafereel van de belacchende werelt* entnehmen, die 1635 in Amsterdam erschienen sind und von *Seven wijfs, verwildert/vechten om een leege Broock* (S. 239) wissen. Das Hoogstrater Miserikord ist übrigens das einzige seiner Art.

Für den Weiberstreit wird die Siebenzahl kanonisch. Sie taucht im Bild erstmals um 1555 auf. Ein Kupferstich nach Marten de Vos[162] aus Antwerpen mit flämischer und französischer Inschrift und einem lateinischen Motto, schildert in einem engen Innenraum den aggressiven, handfesten Disput von sieben liebestollen Weibern um

161 Maeterlinck (wie Anm. 51), T. IV.
162 Paris, Bibl. Nat. Est. Tf. 1 rés f.; 20,5 x 28,5 cm; Beaumont-Maillet (wie Anm. 65), S. 20.

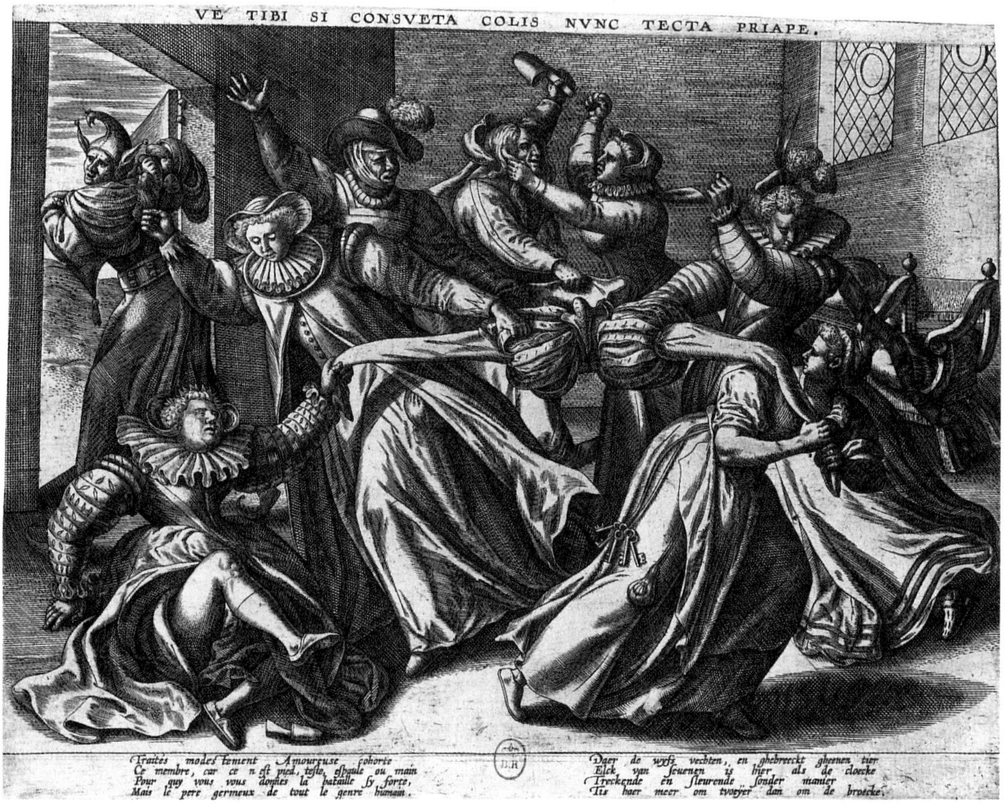
VE TIBI SI CONSVETA COLIS NVNC TECTA PRIAPE.
Traites modestement Amoureuse cohorte
Ce membre, car ce n'est pied, teste, espaule ou main
Pour quy vous vous donnes la bataille sy forte,
Mais le pere germeux de tout le genre humain.
Daer de wyfs vechten, en ghebreeckt gheenen tier
Elck van seuenen is hier als de cloecke
Treckende en sleurende sonder manier
Tis haer meer om twoeyer dan om de broecke.

Marten de Vos, *Ve tibi si consveta colis nunc tecta Priape*,
(Weh dir, Priap, wenn du jetzt in deinen Stammhäusern weilst«)
Kupferstich, Antwerpen um 1555,
Paris, Bibliothèque Nationale Estampes

eine geschlitzte und gepuffte Pluderhose, in der noch die Beinlinge stecken. Ein Narr tritt aus der Tür und verläßt die Gesellschaft, die selbst ihm zu verrückt ist. Die zu Boden Gefallene ist hier nur wenig dezenter als im Pariser Holzschnitt. Das Motto wendet sich an Priapus, den phrygischen Gott der Fruchtbarkeit, der ob seiner mächtigen Genitalien berühmt und berüchtigt war. Es lautet *Ve tibi si consveta colis nunc tecta Priape* und ist etwa mit »Weh dir, Priap, wenn du jetzt in deinen gewohnten Häusern weilst« zu übersetzen, wobei man ergänzen muß: »dann wirst selbst du überfordert sein«. Der Text wendet sich an die »verliebte Kohorte« und fordert sie auf, jenes Glied, um das sie streiten, maßvoll zu behandeln, denn es sei weder Fuß, noch Kopf oder Hand, sondern der Erzeuger der menschlichen Spezies.

Drei deutsche Varianten des Motivs, alle während der zweiten Hälfte des 16. Jahrhunderts entstanden, begründen den Streit mit kriegsbedingter Männerknappheit. Jedes Blatt spielt auf eine Schlacht an, so daß das Gefecht der Frauen als notwendige

Fortsetzung erscheint, um das empfindlich dezimierte männliche Angebot unter sich aufzuteilen. Sieben Nürnbergerinnen raufen erbittert mit Stock, Schlüsselbund, Spinnrocken und Pantoffel auf einer Federzeichnung von Jost Amman[163] aus der Zeit um 1560 um eine veritable, in Wirklichkeit kaum mehr getragene *bruch*, während im Hintergrund mit Lanzen bewaffnete Reiterheere aufeinander zustürmen.

Auch bei dem vermutlich in Straßburg in der Manier der Nürnberger Kleinmeister tätigen Franz Brun[164] kämpfen sieben wild Entschlossene auf einem 1560 datierten Kupferstich um eine Pluderhose, während sich links hinten die Männer um vorgeblich wichtigerer Einsätze willen totschlagen. Am zynischsten behandelt der aus Lüttich stammende, in Frankfurt am Main ansässige Jan Theodor de Bry[165] das Thema. Schon 1595 erschien sein Kupferstich bei Peter Ouerradt in Köln als Einzelblatt. Ein Jahr später wurde er – neu gezeichnet und besonders in der Kleidung verändert – in die *Emblemata saecularia saeculi hujus mores exprimentia* aufgenommen, die 1611 in zweiter Auflage in Oppenheim gedruckt wurden. Er zeigt vor einem militärischen Zeltlager einen hochmodisch gekleideten Gecken, der eine Miniaturfrau in einem Sieb vor sich hält. Sie blieb aus der großen Auswahl übrig, die er hatte, weil er nicht wie viele seiner Gesellen in den Krieg gelaufen war. Die letzte durch die Maschen Gefallene sieht man noch kopfüber auf die Erde stürzen. Da haben es die Sieben neben ihm mit ihren Hausfrauenwaffen schwer, einen Partner zu ergattern. Bry gibt sie denn auch als besonders verzweifelte, fest verknäuelte Menschenpyramide wieder. Eine junge Frau liegt auf den Knien und scheint die Puffhose geradezu anzubeten, während eine andere die Schamkapsel so begierig anfaßt, als wäre sie aus Fleisch und Blut. Quintessenz des Emblems ist das erbarmungslose Marktgesetz von Angebot und Nachfrage, daß nämlich »der minder Hauff den mehrern quelt«.

Ganz anders sah zur gleichen Zeit der Kölner Meister Augustin Braun, der zwischen 1590 und 1639 in der Stadt nachweisbar ist, den Weiberzank und sein Finale. Auf einer Federzeichnung, die schon im vorhergehenden Kapitel im Kontext der Männer, die ihren Frauen freiwillig die eigene Bux anziehen, vorgestellt wurde, schlagen sich im Hintergrund sieben Frauen, um eine ebensolche zu gewinnen und zu ähnlichen Annehmlichkeiten wie die glückliche Siegerin auf dem gleichen Blatt zu gelangen. Hier also sind die Frauen stark und ihren Partnern überlegen (Abb. S. 65).

Die Siebenzahl ist seit der Mitte des Jahrhunderts fest verankert. Sie wird von der Redensart *Sieben Weiber rauffen sich umb eine bruch* vermittelt, die auf de Brys Emblem verbildlicht ist. In Deutschland (und höchstwahrscheinlich auch in den Niederlanden) war sie mindestens seit der Mitte des 16. Jahrhunderts geläufig. Sie

163 Erlangen, Universitätsbibliothek; 9,4 x 15,4 cm.
164 München, Graphische Sammlung, Inv. Nr. 98 100; 7,4 x 10 cm.
165 De Bry (wie Anm. 100), Nr. XLII.

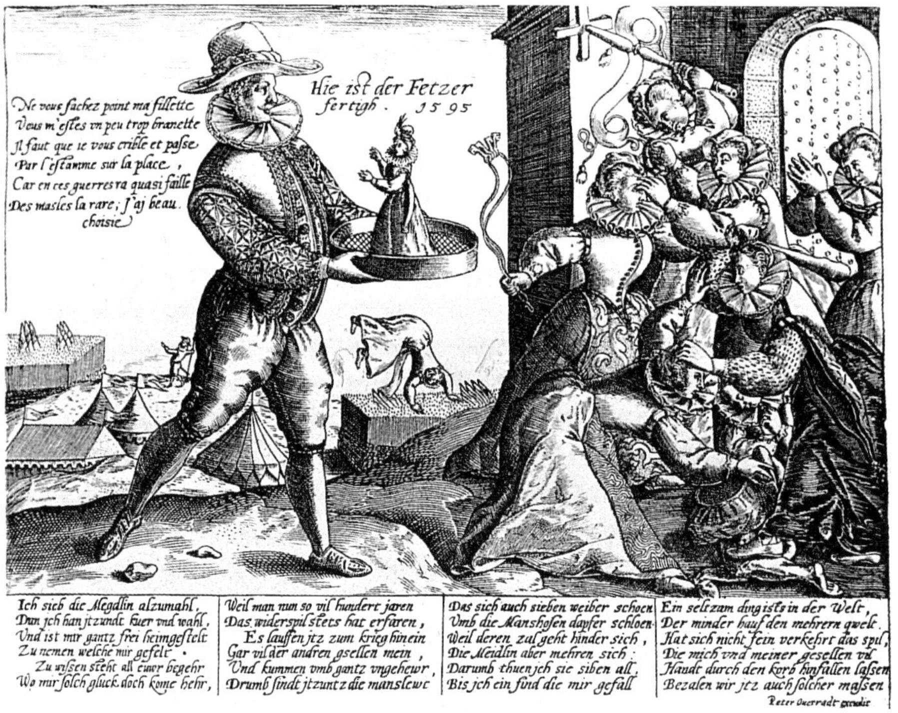
Ne vous fachez point ma fillette
Vous m'estes vn peu trop branette
Il faut que ie vous crible et passe
Par l'estamme sur la place,
Car en ces guerres va quasi faille
Des masles la rare; J'aj beau choisie
Hie ist der Fetzer fertigh. 1595
Ich sieb die Megdlin alzumahl,
Dan jch han jtzundt kuer vnd wahl,
Vnd ist mir gantz frei heimgestelt
Zu nemen welche mir gefelt.
Zu wissen steht all ewer begehr
Wo mir solch gluck doch kome hehr,
Weil man nun so vil hundert jaren
Das widerspil stets hat erfaren,
Es lauffen jtz zum krieg hinein
Gar vil der andren gsellen mein,
Vnd kummen vmb gantz vngehewr,
Drumb findt jtzuntz die manslewt
Das sich auch sieben weiber schoen
Vmb die Manshosen dapfer schloen.
Weil deren zal geht hinder sich,
Die Meidlin aber mehren sich:
Darumb thuen jch sie siben all,
Bis jch ein find die mir gefall
Ein seltzam ding ists in der Welt,
Der minder hauf den mehrern qwelt.
Hat sich nicht fein verkehrt das spil,
Die mich vnd meiner gesellen vil
Haudt durch den korb hinfallen lassen
Bezalen wir jtz auch solcher massen
Peter Ouerradt excudit

Jan Theodor de Bry, *Sieben Weiber rauffen sich umb eine Bruch,*
Kupferstich bei Peter Ouerradt, Köln 1595, mit kleinen Änderungen
aufgenommen in: *Emblemata saecularia saeculi hujus mores exprimentia,*
Frankfurt am Main 1596, Nr. 42

geht ihrerseits auf eine Prophezeiung des Isaias[166] zurück, der im dritten Kapitel den Hochmut und die Putzsucht der Töchter Zions verdammt: »die Heftel, die Spangen, die Kettlein, die Armreif, die Hauben, die Flitter, die Gebräme, die Schnürlein, die Bisamäpfel, die Ohrspangen, die Ringe, die Haarbänder, die Feierkleider, die Mäntel, die Schleier, die Beutel, die Spiegel, die Koller, die Borten, die Überwürfe«, und droht, daß, nachdem die Männer im Krieg umgekommen sind, »sieben Weiber zu der Zeit einen Mann ergreifen und sprechen werden: Wir wollen uns selbst nähren und kleiden; laß uns nur nach deinem Namen heißen, daß unsre Schmach von uns genommen werde«. Die Situation von damals scheint jenen Künstlern, die die Herkunft der

166 Isaias, 3/18–23 und 4/1. Die Siebenzahl war zu Isaias Zeit (740–701 v. Chr.) im Vorderen Orient bei Verwünschungen üblich. Im Nationalmuseum von Damaskus befindet sich beispielsweise eine in Sifre bei Aleppo aufgefundene Basaltsteinstele aus dem 8. Jh. v. Chr., in die eines der ersten geschriebenen Dokumente in aramäischer Sprache gegraben ist. Es geht um einen Vertrag zweier Könige Nordsyriens, der mit den schlimmsten Verfluchungen endet, falls König Mali'el das Abkommen brechen sollte: »Sieben Frauen werden ein Kind stillen und es wird nicht gesättigt sein ...«, dasselbe noch für sieben Stuten, Kühe und Schafe. Die Beispiele ließen sich leicht vermehren.

Redefigur und damit ihren vollen Wortlaut kennen, mit ihrer Gegenwart vergleichbar, die Vision des Isaias wirkt aktuell. Freilich, kein Begleittext eines Kupferstichs oder Holzschnitts nennt den Propheten beim Namen. Ein Großteil der Stecher, Verleger und Konsumenten des Motivs mag nur das Diktum, das auch als herkunftslose »Prophezeiung« umlief, gekannt haben. Andererseits waren im theologischen Zeitalter herausragende Bibelzitate vielen vertraut. Und herausragend waren diese Isaiasverse, das läßt sich leicht belegen. Schon im 14. Jahrhundert wurden sie in einem deutschen Gedicht allegorisiert. Das geistliche Poem hat Joseph Freiherr von Laßberg 1820 in seiner berühmten Anthologie *Lieder Saal* veröffentlicht.[167] Es beginnt mit einer Paraphrase des Isaiastextes: »Ain wissag sach, das siben wib stritten umb ains manes lib ...«. Die Frauen verkörpern die sieben Gaben des heiligen Geistes und der Mann, um den gestritten wird, ist Jesus Christus. Näher am Isaiastext sind spätere, säkularisierte Ausdeutungen. Freilich, die bei dem Israeliten enthaltenen Vorstellungen von Polygynie oder Konkubinat – alle sieben wollen sich mit einem einzigen Mann begnügen – ließen sich nicht übertragen. Nur eine kann ihn erobern, deshalb muß unter den Frauen notwendigerweise ein Kampf entbrennen, von dem bei Isaias keine Rede ist. Ein niederrheinisches, bruchstückhaft überliefertes Streitgespräch, das sein Herausgeber *Septem mulieres*[168] nannte, und das möglicherweise kurz nach 1400 als eines der ältesten Fastnachtsspiele sogar szenisch aufgeführt wurde, beruft sich im Epilog ausdrücklich auf die Weissagung. In diesem kurzen Dramolett formulieren sieben Anwärterinnen – erste Frau, Gespons, Verliebte, Schwangere, Hure – warum jede glaubt, das meiste Anrecht auf den Mann zu haben.

Ein Jahrhundert später, am Rosenmontag des Jahres 1518, ist die Aufführung eines ähnlichen Spiels als Intermezzo während eines Turniers im sächsischen Zwickau bezeugt.[169] Allerdings folgt ihm ein Schwank von sieben Bauernknechten, die um eine Magd freien, so daß hier für den Siebenweiberstreit die biblische Prophezeiung nicht sehr ernst genommen wurde. Isaias wird auch in diesen literarischen Allegorien nicht genannt, vielleicht um der »wissag« nicht alle Zukunftskraft zu rauben.

Natürlich spielt in keinem Text die Hose eine Rolle. Sie gelangte als Kürzel für den Mann vom Ehestreit direkt in die Redensart, ein weiterer Beweis dafür, daß alle Verbildlichungen den Umweg über sie machen und nicht unmittelbar auf die Bibel zurückgehen. Der historische Kontext der Isaiasprophezeiung wurde übrigens nie illustriert. Immer siedelten die Künstler das Geschehen in ihrer Gegenwart an und bedrohten, kritisierten oder verspotteten Zustände, die sie kannten.

167 Von Laßberg (wie Anm. 68), Bd. I, S. 367.

168 Septem mulieres, in: Fastnachtspiele aus dem 15. Jh. (Nachlese), hrsg. von Adelbert von Keller (Bibliothek des Litterarischen Vereins in Stuttgart Bd. XLVI) Stuttgart 1858, S. 14–16 Nr. 122.

169 Das Spiel von den sieben Weibern, die um einen Mann streiten, in: Reinhold Köhler, Kleinere Schriften zur erzählenden Dichtung des Mittelalters, hrsg. von Johannes Bolte, Berlin 1900, Bd. II, S. 476–79 Nr. 63.

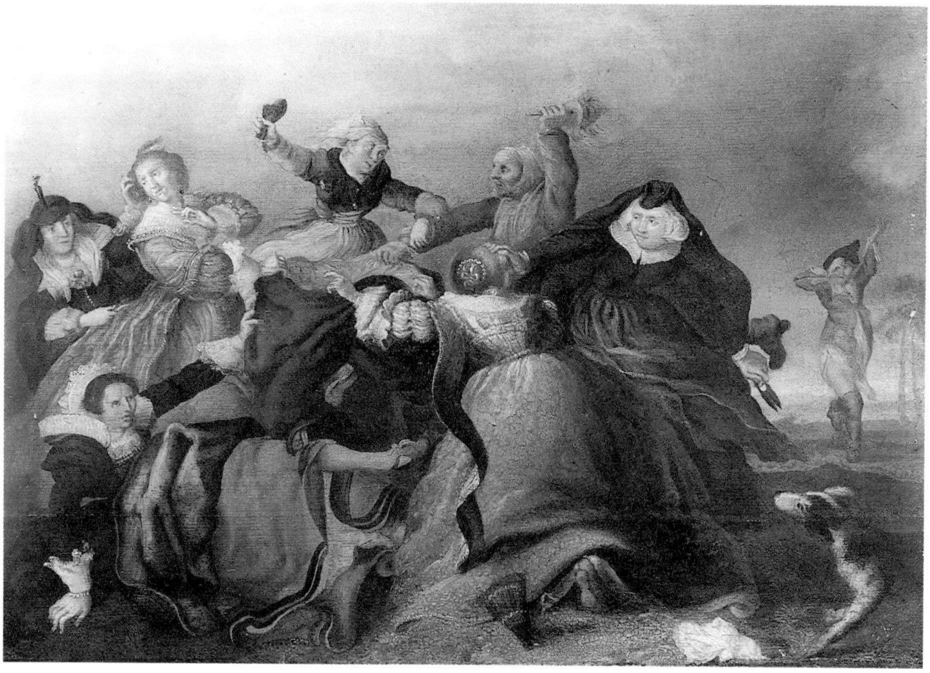

Art des Adriaen van de Venne, *Der Kampf um die Hose*,
Öl auf Eichenholz, Niederlande 1. Hälfte 17. Jahrhundert, Pommersfelden,
Graf von Schönborn'sche Kunstsammlungen

Nur in den Niederlanden haben sich kurze Zeit Maler für das kuriose Sujet interessiert. Es gehörte dort während der ersten Hälfte des 17. Jahrhunderts zum Repertoire einiger Künstler, deren Spezialität Gesellschaftsbilder waren. Das Musée de Beaux Arts im nordfranzösischen Valenciennes besitzt seit 1838 ein anonymes flämisches Gemälde[170], das kurz nach 1600 entstanden sein muß, denn die umstrittene Kniehose entspricht der Mode dieser Zeit. Die Datierung wird von den eleganten Gewändern der Damen bekräftigt. Es sind auch zwei Witwen mit von der Partie. Eine drischt auf die besonders unzüchtig am Boden Liegende ein, wie überhaupt die puffenden und zwickendenDamen keineswegs zimperlich sind. Ein Gemälde in Schloß Pommersfelden mit dem Weiberstreit wurde früher Adriaen van de Venne zugeschrieben[171]. Auch Christoph Jacobsz van der Lamen aus Antwerpen (um 1606–vor 1652) und sein Schüler Hieronymus Janssens (1624–1693), dem man seiner vielen Tanzbilder wegen den Übernamen »den Danser« gegeben hat, nahmen sich des Themas an. Auf den Leinwänden des Pseudo-van de Venne, Van der Lamens und Janssens ist, wie auf vie-

170 Inv. Nr. 252; Öl auf Leinwand, 51 x 67,8 cm.
171 Pommersfelden, Graf von Schönborn'sche Kunstsammlungen, Inv. Nr. 610; 46,5 x 64 cm.

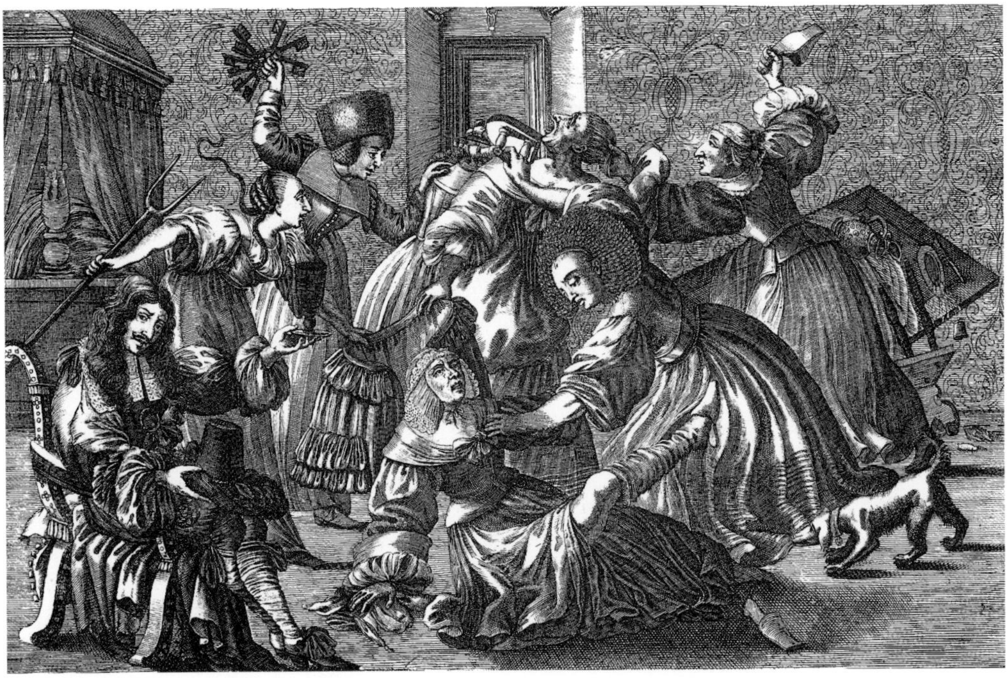

Hier Sieben Weiber stehn in sondrer Länder Trachte ...,
Anonymer Kupferstich bei Paulus Fürst, Nürnberg um 1650,
Nürnberg, Germanisches Nationalmuseum

len späteren Stichen, der fragliche Mann anwesend, eine Verdeutlichung, die im 15. und 16. Jahrhundert unnötig gewesen war. Van der Lamens und Janssens Bilder wurden mit unbekannter Adresse versteigert[172], so daß sie für uns unauffindbar sind. Letzteres gilt auch für ein Tableau des Amsterdamers Leendert Cornelisz van Beyeren (um 1620–1649). Nach 1650 war der derbe Humor dieses wenig noblen Themas, das den kritischen Impetus des 16. Jahrhunderts verloren hatte, auch in der Tafelmalerei der Niederlande nicht mehr gefragt, und sein ephemerer Erfolg scheint mit den fünf genannten Beispielen verraucht zu sein.

Zurück zur Graphik, auf der die Weiber noch lange weiterstreiten und die Betrachter amüsieren durften. Um 1635 verlegte Balthazar Moncornet[173], der seine Offizin zwischen 1622 und 1664 in Paris betrieb, einen Kupferstich, den er *Combat des femmes a qui aura l'haut de chausse* nannte. Jede der sieben Damen mit den verheißungsvollen Namen Florence, Paquette, Perinne, Jacqueline, Ragonde, Poncette und Julienne verlangt Hose und Mann gebieterisch für sich. Letzterer sitzt als hüb-

172 Van der Lamen, Versteigerungskat. der Firma Muller, Amsterdam, 6. 5.1913, Nr. 50, 53,5 x 64 cm; H. Janssens, Christie's, 9. 6.1949; vgl. Alfred Pigler, Barockthemen, Budapest 1956, Bd. II, S. 558.
173 Paris, Bibl. Nat. Est. Coll. Hennin, Bd. 29, Nr. 2567; 39 x 49 cm; Beaumont-Maillet (wie Anm. 65), S. 21.

scher Gent mit langen Locken und federverziertem Hut am Kamin. Er hat zwar Stiefel an, aber die Beinkleider fehlen ihm sichtlich. Im Hintergrund wartet ein Himmelbett. Auf der Straße, die durch die Türe sichtbar ist, verfolgt die nächste Siebenheit ein weiteres Opfer. Moncornets Kupfer wurde um 1650 in Nürnberg von einem unbekannten Stecher für Paulus Fürst umgezeichnet.[174] Die Szene ist zwar in ein ähnlich wohlhabendes, aber sichtlich vulgäreres Milieu verlegt. Jede Frau vertritt ein anderes Land, wie ihre Kleidung deutlich macht. Die Gruppe ist dem Betrachter ganz nahgerückt, so daß man bei einigen Damen die schon scharf gewordenen Züge übergenau erkennt. Aber auch die Waffen sind gefährlicher als auf dem Pariser Blatt: eine zweizinkige Ofengabel, der schwere Schlüsselbund, das Bügeleisen und die Mehlschaufel zeigen, wie entschlossen die Kämpferinnen sind. Trophäe ist eine rüschenbesetzte Rheingrafenhose, die man mit einem Rock verwechseln könnte. Der Kavalier, dem sie genommen ist, hält mit sorgenvoller Miene einen Weinpokal in Händen. Auch hier ein Himmelbett. Der krude Text spricht von neun Weibern, obschon nur sieben sichtbar sind.

Wendet sich Paulus Fürst mit seinem Blatt an ein Stadtpublikum, das die Herkunft jeder Dame an ihrer Tracht ablesen kann und den Witz, der im Hosenrock liegt, zu genießen weiß, so spekulieren zwei anonyme Flugblätter eher auf eine ländliche Kundschaft. Das eine ist möglicherweise in Leipzig gedruckt[175] und parodiert die Prophezeiung der »zukünfftigen bösen und Mannthewren Zeit«, da sich »sieben Weiber umb ein par Mannshosen schlagen werden«. Deshalb, so mahnt der Verfasser scheinheilig, mögen sich alle bösen Weiber und Jungfrauen schnell noch bessern, damit nicht eintritt, was er genüßlich auf dem Blatt ausmalt. Auf die mörderischen Gefechte der Männer, die den dreißigjährigen Krieg skandieren, folgt ein Satyrspiel: die untröstlichen Witwen raufen sich um die Hosen ihre Eheliebsten, die nun das einzige Andenken an gehabte und nicht genug geschätzte Freuden sind. Der Kriegsschauplatz liegt vor »Leipzig bey dem Holtz«, woraus Cornelia Kemp[176] schließt, daß der Bogen kurz nach dem Zusammenstoß der Protestanten und Schweden mit Tilly bei Breitenfeld, einem Dorf nördlich von Leipzig, am 17. September 1631 entstanden sein muß. Neun Frauen kämpfen um zwei Hosen, deren äußere Naht durch dicht aneinander gesetzte Knöpfe betont wird, was um 1630 Mode war. Ein Bauer flieht die Entfesselten, unter deren Haushaltswaffen zum erstenmal sogar ein Messer aufblitzt. Nur der Narr bleibt da und verspottet sie mit einer obszönen Hörnchengebärde, während er gleichzeitig seinen hochaufgerichteten Penis als Ersatz anbietet:

174 Nürnberg, Germ. Nat. Museum, Inv. Nr. 17 704/1293.
175 Nürnberg, Germ. Nat. Museum, Inv. Nr. 2060/1295; 37,5 x 27 cm; Deutsche illustrierte Flugblätter des 16. u. 17 Jhs., Bd. IV, Die Sammlungen der hessischen Landes- und Hochschulbibl. in Darmstadt, kommentierte Ausgabe, hrsg. von Wolfgang Harms und Cornelia Kemp, Tübingen 1987, S. 42 f.
176 (wie Anm. 175), S. 42.

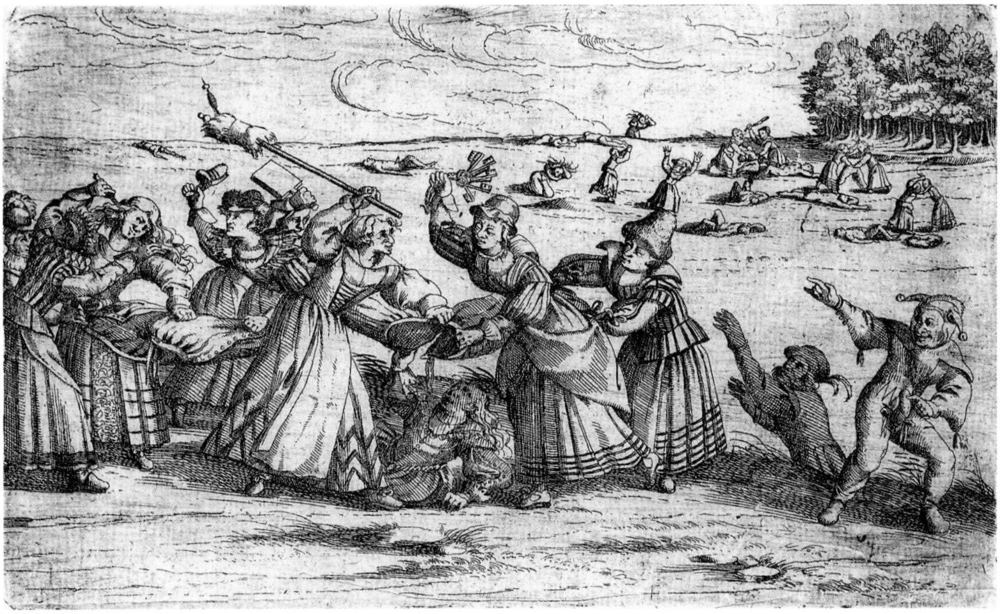

Beschreibung und Figur der zukünfftigen bösen und Mannthewren Zeit ...,
Anonyme Radierung ohne Verlagsangabe, Leipzig (?) um 1630,
Nürnberg, Germanisches Nationalmuseum

»Ihr Weiber schlagt euch nicht so sehr
Hier sind auch Hosn und sonst was mehr:
Ich will bey euch stehn als ein Han
Der Bawer reist aus von dem Plan.«

Am Horizont vor einem Wäldchen finden Einzelgefechte um Beinkleider statt, die toten Mannspersonen abgenommen werden. Die Botschaft ist nicht klar. Wenn es den Witwen nicht um eine neue, schwer zu erobernde Liebe geht, weshalb der Kampf um Überbleibsel, die jeder selbstverständlich zustehn? Da ist das zweite Flugblatt konsequenter.[177] Es kleidet seine Warnung in eine Traumvision, die der Verfasser des Texts im Rauschzustand gehabt haben will. Er sah, wie böse Frauen, die ihren Männern »höllisch Pein anthaten«, nach deren Tod allein bleiben mußten, wie sehr sie auch um eine neue Hose kämpften, denn »kein Mann will sie mehr freyen«. Die Szene spielt vor einem Haus, aus dessen einem Fenster ein Narr mit seiner Marotte auf die Tobenden zeigt, während durch das zweite die Augen einer schwarzen Katze glühen, von der jedermann weiß, daß sie Komplizin des Gottseibeiuns ist. Dieses »Satyrische

177 München, Graphische Sammlung, Inv. Nr. 130 479; 34,8 x 28,8 cm; Deutsche illustrierte Flugblätter des 16. u. 17. Jhs., Bd. I, Die Sammlungen der Herzog August Bibl. in Wolfenbüttel, kommentierte Ausgabe, hrsg. von Wolfgang Harms und Michael Schilling, Tübingen 1985, S. 306 f.

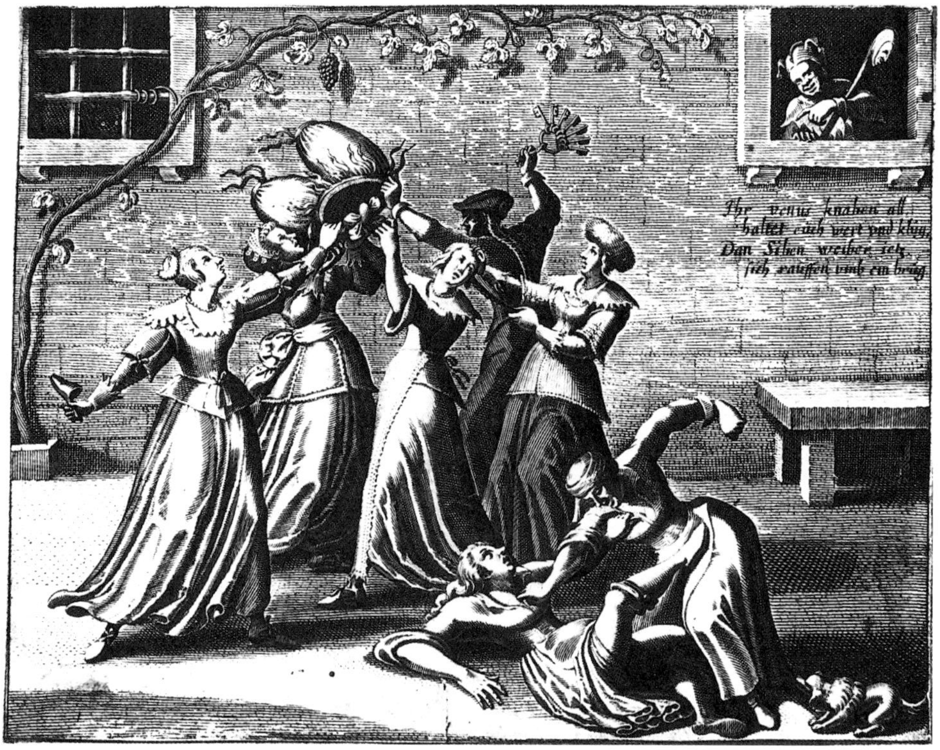

Ihr Venus knaben all, haltet euch wert und klug,
Dan siben weiber ietz, sich rauffen umb ein brug
Anonymer Kupferstich ohne Verlagsangabe, Deutschland Mitte 17. Jahrhundert

Gesicht zu Nichtburg in Utopia« kann man um 1640/50 datieren. Der Kupferstich scheint sich gut abgesetzt zu haben, denn er ist in mehreren Varianten überliefert. Seitenverkehrt, mit neuen modischen Details und Hüten für die Damen, fand ein Exemplar Aufnahme in Aby Warburgs Bilderatlas[178], vielleicht weil der Streit hier – zumindest bei den fünf Hosenhalterinnen – in einen Tanz überzugehen scheint. Auf einer dritten Variante in der Sammlung Günter Böhmer[179] ist das Haus ganz verschwunden, nur die Steinbank davor blieb übrig. Auf ihr steht jetzt der Narr wie auf einer Bühne, wobei ganz deutlich wird, daß er sich seit dem 15. Jahrhundert vom Moralisten zum Theaterhanswurst gewandelt hat, der selbst Spaß am zweifelhaften Geschehen empfindet. Aber es ist auch zugleich sein Abgang. Nach 1650 nimmt er am Weiberstreit nicht mehr teil. Statt seiner ist und bleibt der umkämpfte Mann zuge-

178 Aby Warburg, Bilderatlas, Tafel 32/13; (Rekonstruktion des Tafelwerks, Hamburg 1994).
179 München, Stadtmuseum, Sammlung Günter Böhmer.

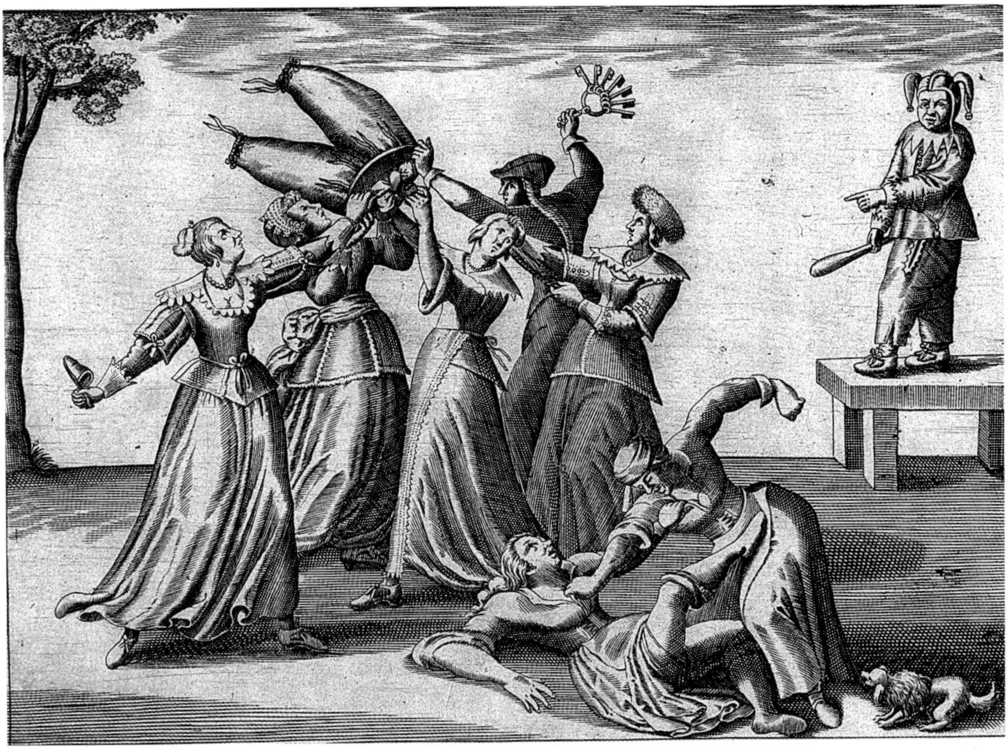

Sieben Frauen kämpfen um eine bruch,
Anonymer Kupferstich ohne Verlagsangabe, Deutschland um 1650,
München, Stadtmuseum, Sammlung Günter Böhmer

gen. Die populäre Druckgraphik, die nach der Mitte des 17. Jahrhunderts das Thema noch weitertradiert, legt sich auf eine Komposition fest, die dann nur noch in Einzelheiten – der Kleidung und den Waffen vor allem – verändert wird. Adriaen van de Venne[180] entwarf für seine 1635 erschienene, philosophisch amüsierte Weltbetrachtung in Form eines Zwiegesprächs zwischen einem Marktbesucher von Den Haag und einer aufgeweckten Bäuerin mit dem Titel *Tafereel van de belacchende werelt* den Urtyp jenes Weiberknäuels, in dem die Leiber bis zur Unentwirrbarkeit verschlungen sind und in den Stoffmassen schier ertrinken. Die Szene spielt im Freien; der rechts im Vordergrund anwesende Mann wirft einen Arm pathetisch hoch und rauft sich mit der anderen Hand verzweifelt seine Haare. Diese Komposition greift Claude Isaac[181] auf, der um die Jahrhundertmitte in Paris als Stecher arbeitet, während

180 Adriaen van de Venne, Tafereel van de Belacchende Werelt, Den Haag 1635, S. 241, vgl. Hollstein (wie Anm. 95), Bd. XXXV, Nr. 445.

181 Paris, Bibl. Nat. Est. Tf. 2 rés.; 40 x 51,5 cm; Beaumont-Maillet (wie Anm. 65), S. 22.

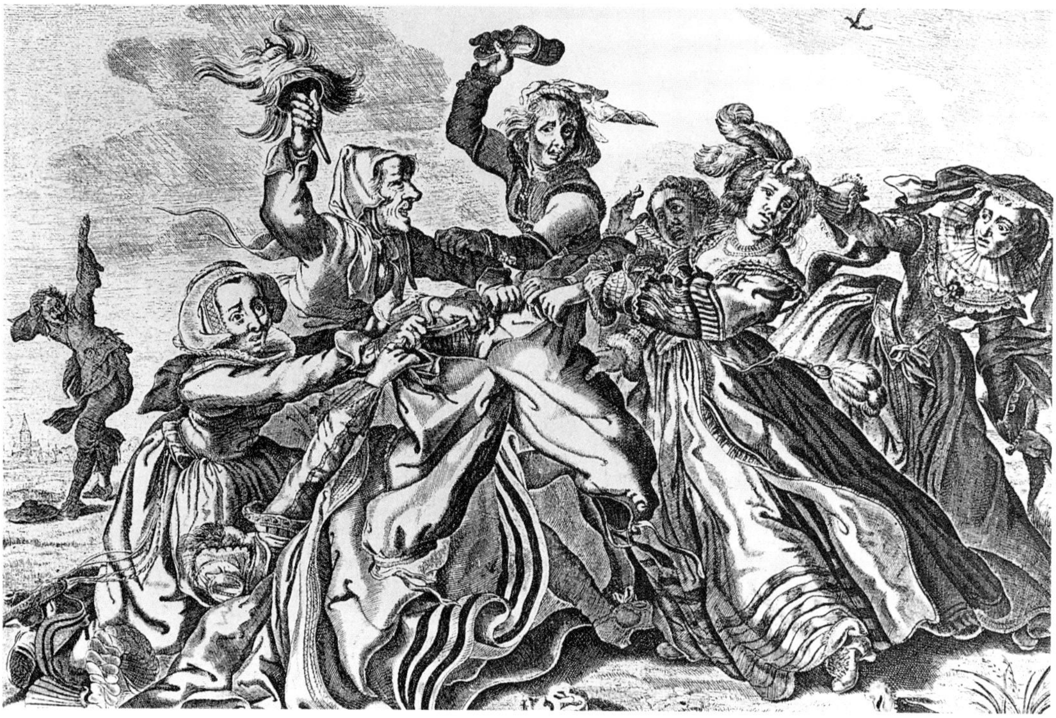

Weiberstreit um die Hose,
monogrammierter Kupferstich bei Cornelis Visscher,
Holland vor 1662

gleichzeitig bei Cornelis Visscher[182] (gest. 1662) in Holland jene Variante erscheint, der fortan alle Bilderbogen folgen. Ganz deutlich ist das auf dem Kupferstich zu sehen, der in der zweiten Jahrhunderthälfte in Nürnberg »auf begehren guter freund« von einem P. A.[183] herausgegeben wurde und den Titel *Curieuser Weiber Krieg* trägt. Dieses Gruppenbild, das Visschers Komposition sklavisch kopiert, weicht nur in der Kleidung ab, die bei dem Deutschen um vieles schlichter ist. Vielleicht wirkt sein Bogen deshalb insgesamt etwas anmutiger und weniger schwer als die Rauferei der Holländerinnen. P. A. wird zum Vermittler des Motivs in Deutschland.

Den Graphiken des 16. Jahrhunderts darf man die Absicht ehrlicher Kritik unterstellen, die sie an wirklichen oder vermeintlichen weiblichen Untugenden vom Kleiderluxus und der Putzsucht über Aufsässigkeit und Hoffart bis zur Mannstollheit vorbringen. Wie schon Isaias sahen sie im sittenwidrigen Verhalten der merk-

182 Fuchs (wie Anm. 97), zw. S. 320 u. 321.
183 Nürnberg, Germ. Nat. Museum, Inv. Nr. HB 15 015; Eduard Fuchs, Die Frau in der Karikatur, München 1906, neben S. 70.

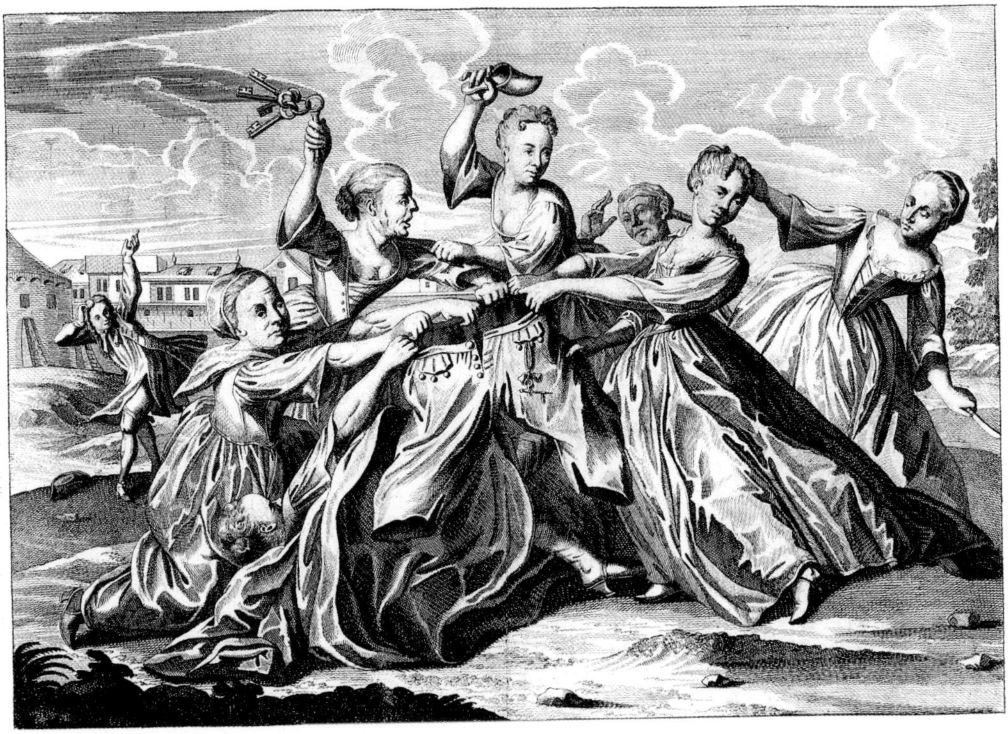

Curieuser Weiber Krieg,
Anonymer Kupferstich bei P. A., Nürnberg 2. Hälfte 17. Jahrhundert,
Nürnberg, Germanisches Nationalmuseum

lich selbstbewußter und eigenständiger gewordenen Damen eine Gefahr für die patriarchalische Ordnung der Gesellschaft und die in der Genesis (3/16) verankerte Oberherrschaft des Mannes. Insofern gehört der Weiberstreit zum Themenkreis der verkehrten Welt. Ihre Warnungen waren also ernst gemeint, nicht nur als Menetekel für die Frauen, sondern auch als Ventil uneingestandener Ängste der Herren vor der nur mühsam gezähmten weiblichen Dynamik. Nur nebenher spekulierte die Satire auf eine voyeuristische Schaulust ihrer Geschlechtsgenossen. Im 17. Jahrhundert wird sie, neben dem Humor mehr und mehr zum Hauptanreiz bei der Behandlung des Themas. »Das begehren guter freund« als Grund zur Edition des P. A. verrät das deutlich.

Die Böse Sieben

Man kann die Trivialisierung des Themas aber auch an etwas anderem ablesen: die Siebenzahl der Frauen, die ursprünglich – zumindest über die von ihr abgeleitete Redensart – mit der Isaiasvision verbunden war, bekommt im 17. Jahrhundert Schützenhilfe aus einer ganz anderen Richtung. Nach Büchmann[184] taucht die Metapher von der *Bösen Sieben* zum erstenmal 1609 auf. Wo kommt sie her?

Schon im 15. Jahrhundert war ein Kartenspiel populär, bei dem die siebte Karte den Teufel vorstellte, alle andern Blätter stach und die Böse Sieben hieß. Auch die sieben Todsünden können zu dem Ausdruck geführt haben. Am wahrscheinlichsten aber läßt sich das Wort von den »syben bösen wybern« ableiten, die Thomas Murner in seinem 1519 in Basel gedruckten satirischen Versepos Die *Geuchmat*[185] aufgelistet hat. Es sind die schlimmsten Megären aller Zeiten, von den Ehefrauen Potiphars und Hiobs über die Römerin Tullia bis zu den Königinnen Herodias, Jesabel, Semiramis und Alba. Als *Böse Sieben* tituliert, gehört man in ihre Gesellschaft. So wird im Bewußtsein der Hersteller und Konsumenten die biblische Prophezeiung der Hosenkampfdarstellungen mehr und mehr vom Scherz der *Bösen Sieben* überlagert. Eines der letzten Blätter mit dem Thema, eine Dresdner Lithographie von 1845, ist sogar *Die böse Sieben* betitelt.

Im 18. Jahrhundert nehmen sich seiner nur noch die Hersteller von Bilderbogen an. Ein Dutzend populärer Graphiken verteilen sich auf deutsche, dänische und schwedische Offizinen. Albrecht Schmidt[186] in Augsburg bringt in der ersten Hälfte des 18. Jahrhunderts zwei Versionen mit dem Titel *Der Weibsbilder Hosen-Krieg* auf den Markt. Ein der Stilkunst nahestehender Kupferstich ist für städtische Käufer gedacht, während das kräftig kolorierte, flacher gezeichnete und im Detail vereinfachte Blatt die Landkundschaft ansprechen soll. Beide Fassungen kopieren ohne Skrupel den Nürnberger P. A. aus dem 17. Jahrhundert. Sie brüsten sich neben der deutschen mit einer lateinischen Inschrift, die ihnen den Anstrich gelehrter Emblematik geben soll, den die einfältigen Darstellungen längst verloren haben. Die Texte sind auf beiden Bogen identisch:

»Um ein paar Hosen schlagen sich,
Hier sieben Weiber jämmerlich,
Weil keinen Mann sie können kriegen,
Müssen die Hosen sie vergnügen.«

184 Georg Büchmann, Geflügelte Worte, Berlin 1903[21], S. 129. Böse Sieben als Bezeichnung eines Weibsteufels kommt nach ihm zum erstenmal in: Johannes Olorinus Variscus (1545–1622), Ethnographia Mundi, Teil II, 1609, S. 15 vor. Das Kartenspiel hieß Karnüffel oder Karnöffel. Beide Bezeichnungen kommen auch ohne Umlaut vor.

185 Murner (wie Anm. 88), Kap. 38 ff.; in der Ausgabe Leipzig 1896, hrsg. von W. Uhl, S. 140 ff.

186 Kopenhagen, Atlas Frederik V., Bd. 53 Nr. 51 u. Bd. 54 Nr. 59; abgeb. von Nils-Arvid Bringéus in: Ethnologia Scandinavica 1985, S. 205 ff.

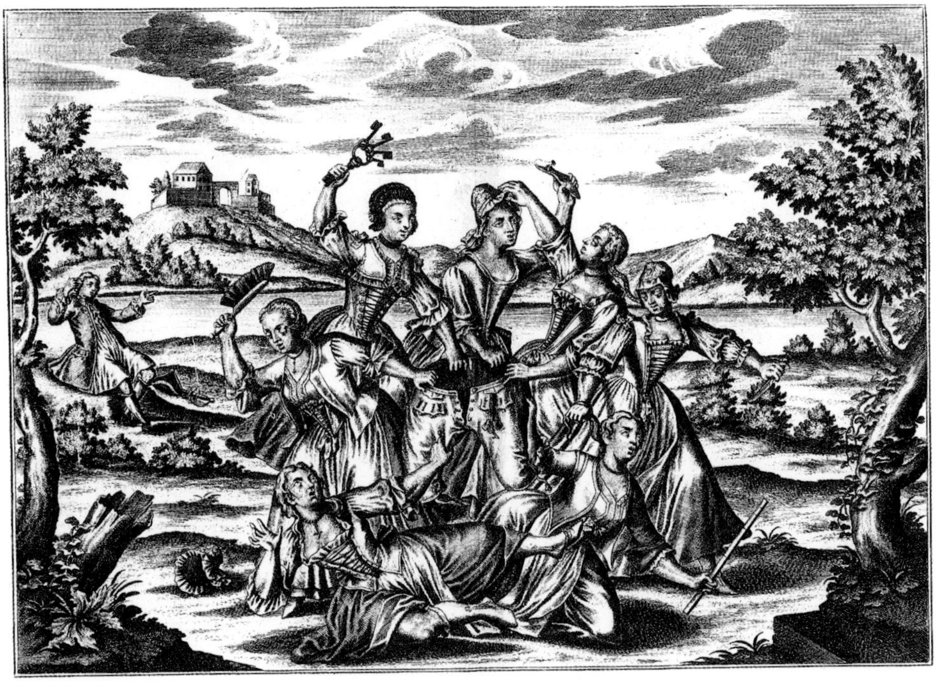

Der Weibsbilder Hosen-Krieg,
Kolorierter Kupferstich bei Albrecht Schmidt, Augsburg 1. Hälfte 18. Jahrhundert,
Kopenhagen, Atlas Frederik V., Bd. 53 Nr. 51

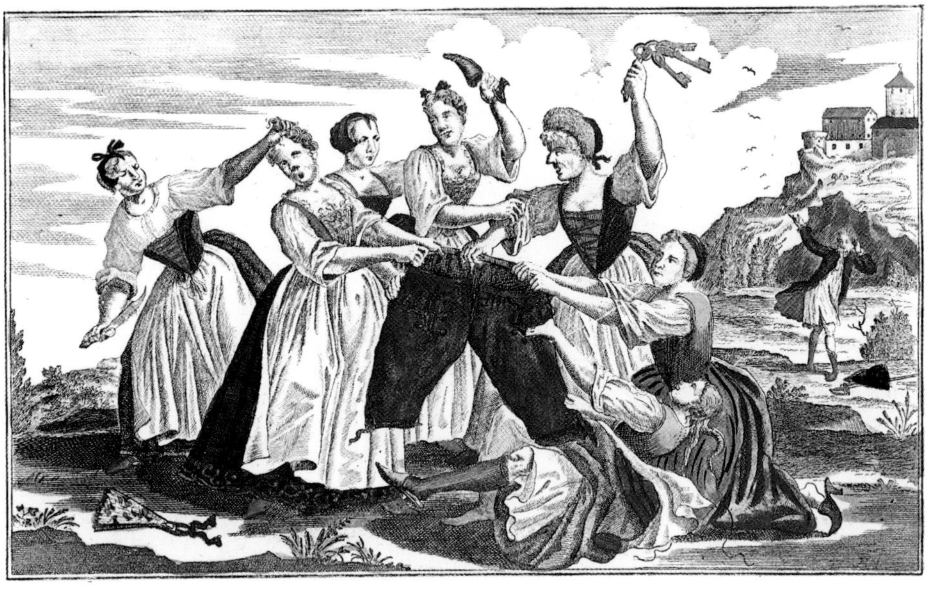

96 Der Weibsbilder Hosen-Krieg,
Kolorierter Kupferstich bei Albrecht Schmidt, Augsburg 1. Hälfte 18. Jahrhundert,
Kopenhagen, Atlas Frederik V., Bd. 54 Nr. 59

So lautet die simple Erklärung, die den ursprünglichen Sinn – die Hose als Substitut des Mannes – nicht mehr versteht. Die Kleidung suggeriert einmal mit Rüschen, Corsagen, Schleifen und glänzenden Stoffen bürgerliche Eleganz des Dixhuitième, während auf dem zweiten Blatt bauschige Blusen, Schnürmieder und Schürzen den Reiz der Regionaltracht betonen.

Noch näher an P. A. ist der kolorierte Kupferstich, den um 1760 Johann Christoph Haffners seel. Erben ebenfalls in Augsburg anbieten.[187] Zwei weitere deutsche Blätter tragen P. A.'s Titel *Courieuser Weiber Krieg*. Bei dem einen, um 1775 ohne Verlagsadresse edierten Bogen[188] ist auch der Text mit dem des Nürnberger Blatts identisch, während die Anordnung der Streitenden etwas selbständiger wirkt. Mehrere Frauen tragen Hauben »à la Marie-Antoinette«, jene Dormeusen, die sich am Jahrhundertende vom Negligé zu einem Teil der Alltagskleidung entwickelt haben. Der andere Bilderbogen erschien in der zweiten Hälfte des 18. Jahrhunderts bei Johann Peter Wolff seel. Erben in Nürnberg[189] und wirkt besonders steif und unbeholfen. Zu diesem Blatt existiert ein Gegenstück, nämlich der Kampf der Männer um einen Frauenrock. Diese überraschende und etwas lächerliche Erfindung verdankt ihr Auftauchen gewiß nicht plötzlicher Galanterie und ausgleichender Gerechtigkeit, sondern einem verkaufsfördernden Trend zum Pendant, ja zur Serie. Die Vorliebe für symmetrisch gehängten Wandschmuck und das Kalkül, Kunden eines Sujets seien womöglich als Käufer eines ähnlichen Stücks zu gewinnen, lassen immer mehr Doppelmotive und Bildserien entstehen.

Wer hat sich das Pendant vom Weiberrock, das die Unkenntnis oder wenigstens das Ignorieren der Prophezeiung voraussetzt, ausgedacht? Die Wolff-Erben können es kaum gewesen sein, denn es begegnet uns schon 1759 im schwedischen Lund auf einem Holzschnitt von Carl Gustav Berling als *Manfolkens Kjortelkriget*.[190] Sieben Herren schlagen sich dort um einen Weiberrock, mit dem ein Hanswurst bekleidet ist. Über die Identität dieses Un-Manns, der damals auf dem Höhepunkt seiner Beliebtheit war, kann kein Zweifel aufkommen, denn er trägt auf einer dänischen Fassung die Initialen HW (Hans Wurst) in einem Herzen um den Hals. Die begehrte Jungfer steht im Hintergrund, von rechts schießt Amor seine Pfeile. Der dazugehörige *Qwinfolkens Byxekrig* ist sichtlich von Albrecht Schmidts populärem Kupferstich

187 Nürnberg, Germ. Nat. Museum, Inv. Nr. 242 727/1298; 19,6 x 29 cm; Wolfgang Brückner, Populäre Druckgraphik Europas: Deutschland, München 1969, S. 120 Abb. 116.

188 Reallexikon zur deutschen Kunstgeschichte, hrsg. von Ludwig Heinrich Heydenreich und Karl-August Wirth, Bd. IV Sp. 959, Stichwort »Eifersucht«. Ein Exemplar wurde 1956 bei Tenner in Heidelberg versteigert. Die Hauben lassen eine Datierung um 1760 zu früh erscheinen.

189 30 x 34,5 u. 29,4 x 35 cm; Ausstellungskat. Brückner/Reynst/Schilling, Alte Bilderbogen, Frankfurt a. M., Institut für Volkskunde, 1968, S. 17 Nrn. 103 u. 104, Abb. 2.

190 Sten Åke Nilsson, Populärkonst som »kistebrev«. De första exemplen i Sydsverige in: RIG, 60. Jg. Heft 2 1977, S. 43.

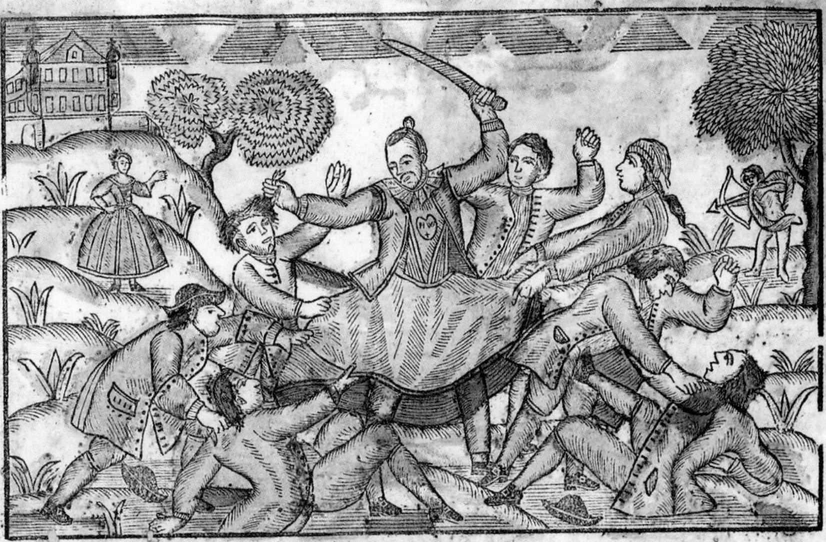

Skjørtekrigen.

Det latterligt synes, at slaaes om et Skjørt,
Som Billedet her os kan lære,
Men Kjerlighed mangen dog haver forført,
Blandt disse Slagsbrødre at være.

Skindsyge og Hovmod er værre end Pest,
[illegible] Kjerligheds Avind omskaber
Menneske til ufornuftigste Bæst,
[illegible] gjør, at Forstanden han taber.

Lad dem derfor slaaes, som ej bedre forstaae;
Vi andre vil vakker forliges.
Betænker det alle, som skindsyge [illegible]
Da intet Ondt om Jer ska[illegible]

Kjøbenhavn, trykt og tilkjøbs hos Joh. Rud. Thiele i store Helliggejststræde.

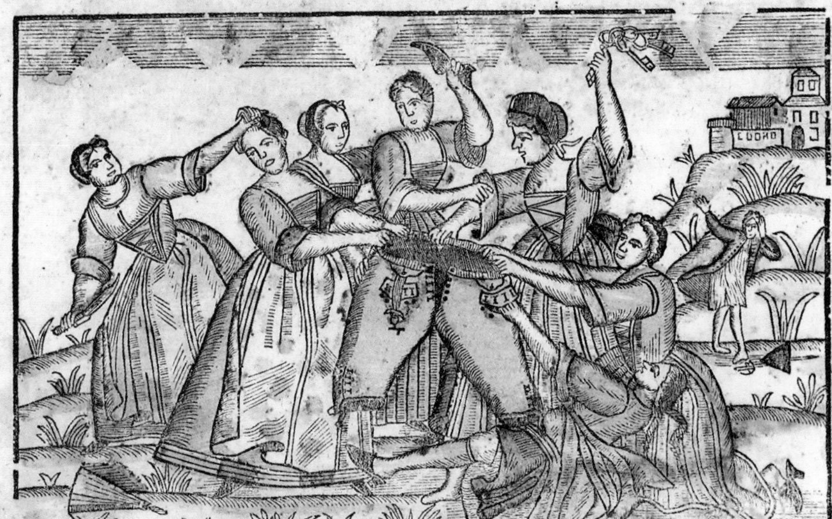

Buxekrigen.

Af Galskab og Daarlighed Verden er fuld;
Her sladdres, her klamres og trættes.
Det er ikke altid det kostbare Guld,
For hvilket i Harnisk man sættes.

Syv Qvinder jo om eet Par Buxer kan slaaes,
Enhver af dem Magten vil have.
Naar Kjerlighed Kjønnet saaledes omgaaes,
Maa Verden jo snart gaae af Lave.

Men [illegible] som Buxerne slipper saa let,
Og [illegible] sig saa kujonere,
[illegible] uden Buxer at løbe sig træt,
[illegible]aldrig at eje dem mere.

Kjøbenhavn, trykt og tilkjøbs hos Joh. Rud. Thiele i store Helligge[illegible]stræde.

Skjortekrigen – Buxekrigen,
Zwei kolorierte Holzschnitte auf einem Bogen bei Johann Rudolf Thiele, Kopenhagen nach 1770, Kopenhagen, Det kongelige Bibliotek

inspiriert. Folgt auch der Rockkrieg einem Schmidtschen Muster? Die Möglichkeit ist groß, ja sehr wahrscheinlich. Aber es war bisher noch nicht möglich, ein entsprechendes Blatt des Augsburgers aufzutreiben. Die Idee, daß sieben Burschen um ein Mädchen raufen, ist allerdings nicht ganz neu, tauchte sie doch schon 1518 in einem der beiden oben beschriebenen Zwickauer Rosenmontagsspiele auf.

Die Berlingschen Kistenbriefe mit Rock- und Hosenkrieg gibt es auch in Dänemark bei Johann Rudolf Thiele[191], der, 1736 geboren, seit 1770 selbständig ist und erst nach seiner Heirat 1771 die Adresse Helliggejststraede 150 in Kopenhagen auf seinem Bogen angibt. Nach V. E. Clausen soll die Weitergabe des Sujets von Augsburg über Dänemark nach Schweden gegangen sein. Nachdem aber der Rockkrieg bei Berling in Lund im Holzstock 1759 datiert ist und Thiele erst seit 1770 firmiert, scheint man in Schweden schneller gewesen zu sein. Zudem war Berling deutscher Einwanderer und als solcher mit Augsburgs Bilderbogenproduktion bestens vertraut.

Johann Rudolf Thiele bietet Rock- und Hosenstreit auch mit deutschem Text an, gab es doch in Dänemark eine beträchtliche deutschsprachige Bevölkerung. Auch mit einem bescheidenen Export scheint der Verleger gerechnet zu haben. Ein Paar dieser deutsch betexteten, dänischen Holzschnitte nahm Aby Warburg in seinen Atlas[192] unter die Beispiele für Hosenkämpfe auf, in denen er eine Inversion der aus dem Kult stammenden Moreskentänze um eine höfische Frau sah.

Zwei weitere, auf den gleichen Schmidtschen Kupferstich zurückgehende Bilderbogen in Dänemark und Schweden, reduzieren das Geschehen auf kräftige Umrißlinien und kennzeichnen die Akteure mit Buchstaben von A bis H.[193] Im Text wird jede Person kurz charakterisiert. Das dänische Blatt ist nur noch in einem einzigen, bruchstückhaft überlieferten Exemplar erhalten. Daß es 1791 in Göteborg von Lars Wahlström kopiert wurde, läßt sich an einigen dänischen Wendungen im schwedischen Text gut belegen.

Dem gleichen Augsburger Muster folgen noch im 19. Jahrhundert einige russische Bilderbogen. Ein solcher *lubok* im Besitz der Pariser Nationalbibliothek[194] ist bis in alle Einzelheiten nach dem volkstümlichen Kupferstich von Albrecht Schmidt kopiert, der somit halb Europa mit dem Motiv versorgte. Dennoch wirkt es sehr russisch, denn die Lithographie ahmt mit ihren kräftigen, vielfach gekreuzten Schraf-

191 V. E. Clausen, Populäre Druckgraphik Europas: Skandinavien, München 1973, S. 55 Abb. 33, Text S. 23.

192 Tafel 32/5.

193 Dänische Fassung: V. E. Clausen, Det folkelige danske traesnit i etbladstryk 1565–1884, Kopenhagen 1985, S. 190 Nr. 506; Walströms Blatt: Ethnologia Scandinavica, S. 206.

194 Paris, Bibl. Nat. Est.; Catherine Claudon-Adhémar, Populäre Druckgraphik Europas: Rußland, München 1975, Abb. 146; Pierre-Louis Duchartre, L'Imagerie populaire Russe, Paris 1961, S. 102; Boris Orel, Boj za hlace, in: Slovenski etnograf, Jg. 13, Ljubljana 1960, S. 158 beschreibt ein Blatt mit sechs Frauen, die eine lange Inschrift halten, von der eine Miniaturhose baumelt. Der Text nennt 49 gute und schlechte Eigenschaften der Frauen.

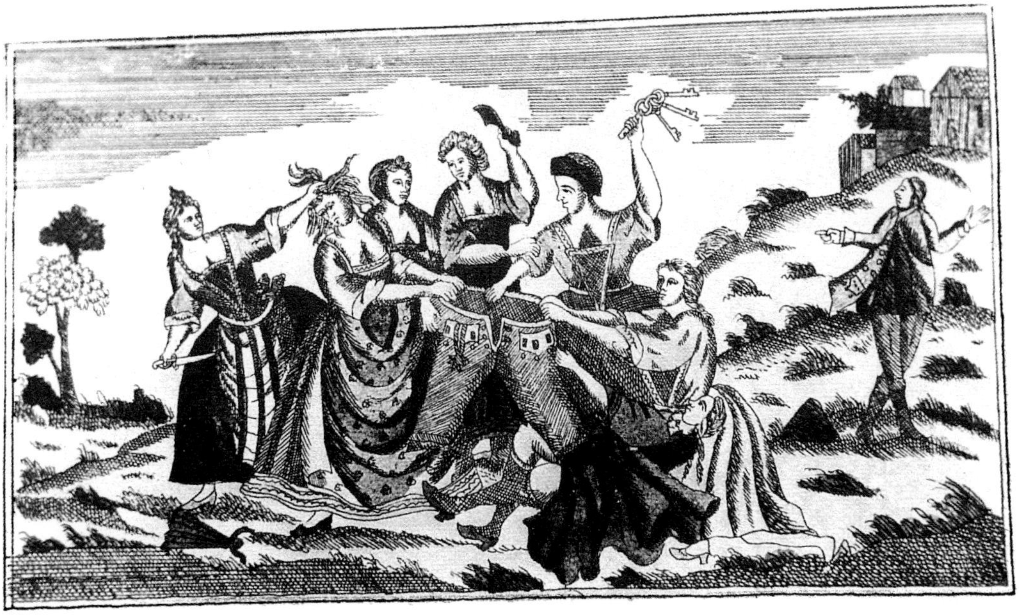

Lubok mit dem Weiberkrieg nach Albrecht Schmidt,
Kolorierte Lithographie, Rußland 19. Jahrhundert,
Paris, Bibliothek Nationale Estampes

furen eher die Arbeit des Schnitzmessers als des Grabstichels nach, und die typische Kolorierung tut ihr übriges. Diese *lubki* sind Nachzügler des Themas, das aus der Imagerie Deutschlands und Skandinaviens nach 1800 verschwand. Dort diente es in den ersten Jahren des 19. Jahrhunderts gerade noch mehreren postkartengroßen, in der Regel kolorierten Kupferstichen[195] als Schema, um die am Ende der napoleonischen Kriege verlassenen Soldatenbräute zu verspotten. Die ohne Verlagsadresse gedruckten Karikaturen zeigen zwei bis sechs Mädchen, die an einer blauen Hose zerren. Sie ist alles, was die Abrückenden zurückließen. Hinter jeder Bux steht ein Franzose mit gezogenem Säbel. Die Inschriften deuten die Szene aus:

Erstes Mädchen: »Halt du verdammte Wetterkatz! Die Hosen sind von meinem Schatz«
Zweites Mädchen: »Nein, nein, mein Franzos in Quartier der ließ mir diese Hosen hier«.
Franzose: »Macht kein solch Lärm und Geschrey! Ich hau sie in der Mitt' entzwei.«

Das Blättchen mit den sechs Frauen erklärt, daß es sich um »zwey Weiber, drey Köchin und eine Kinder Magd« handelt, wobei die Zahl der Köchinnen für den praktischen Sinn der Grenadiere spricht. Auf einem dritten Kupfer hängt die Hose an einer Stange. Ein winziger Trommler sitzt in ihr, zwei Mädchen halten je ein Bein in Händen. Die Meistbietende soll den Tambour haben.

195 Nürnberg, Stadtbibliothek, Nor. K. 2072/39–41; 6,6 x 10,4, 10,6 x 14,8 und 13,5 x 10,7 cm.

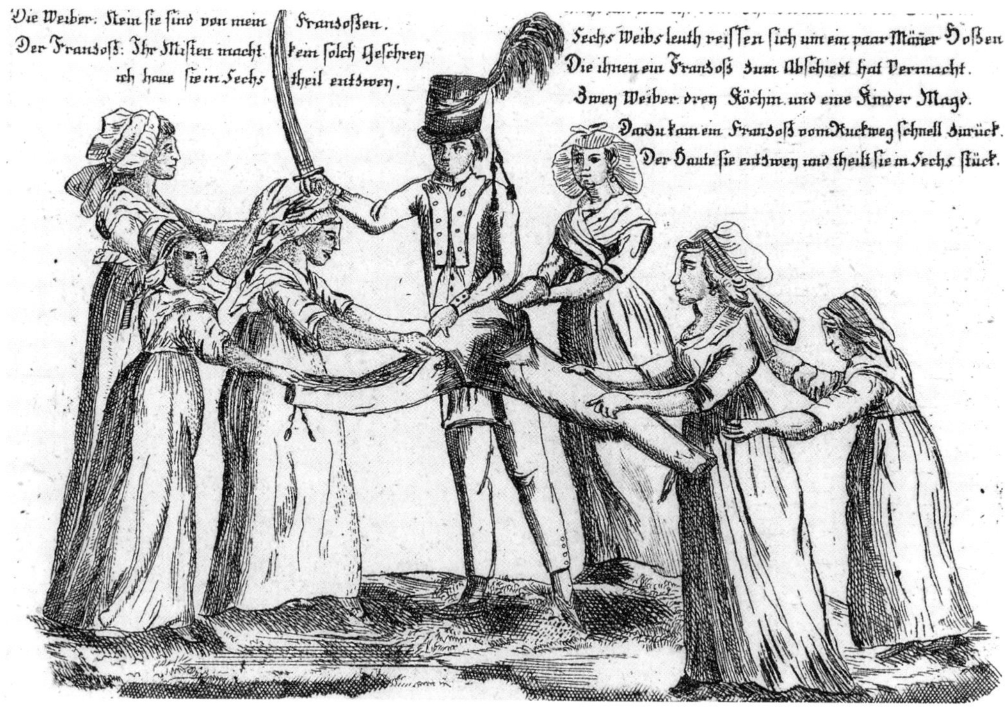
Die Weiber: Nein sie sind von mein Fransoßen.
Der Fransoß: Ihr Misten macht kein solch Geschrey
ich haue sie in Sechs theil entzwey.
Sechs Weibs leuth reissen sich um ein paar Mäñer Hoßen
Die ihnen ein Fransoß zum Abschiedt hat Vermacht.
Zwey Weiber drey Köchin. und eine Kinder Magd.
Darzu kam ein Fransoß vom Ruckweg schnell zurück.
Der Haute sie entzwey und theilt sie in Sechs stück.

Sechs Frauen kämpfen um die Hosen eines französischen Grenadiers,
Anonymer Kupferstich ohne Verlagsangabe, Nürnberg um 1813,
Nürnberg, Stadtgeschichtliches Museum

Schließlich erfuhr um 1845 die Siebenzahl noch eine letzte (?) graphische Behandlung auf einer Dresdner Karikatur[196] durch einen geschulten, anonymen Zeichner. Streitobjekt sind lange Pantalons. Der beraubte Herr im Frack verläßt sichtlich entnervt den Raum über eine Treppe. Der Steindruck ist *Die böse Sieben* betitelt.

Von Norwegen bis Slowenien

Zu dieser Zeit legten sich schon einzelne, fortschrittlich gesinnte Damen eigene Hosen und mit ihnen auch ein gerütteltes Maß an Selbstbestimmung zu. Nicht die angebliche Indezenz dieses Kleidungsstücks war skandalös, sondern seine unübersehbare symbolische Botschaft. Ein Weg zur Hose, der noch nicht einmal über den Mann führte, wie es unsere Hosenkriege tun, mußte ungeheuerlich erscheinen. Karikatur

196 Fuchs/Kind (wie Anm. 116), Bd. II, S. 447 Nr. 405.

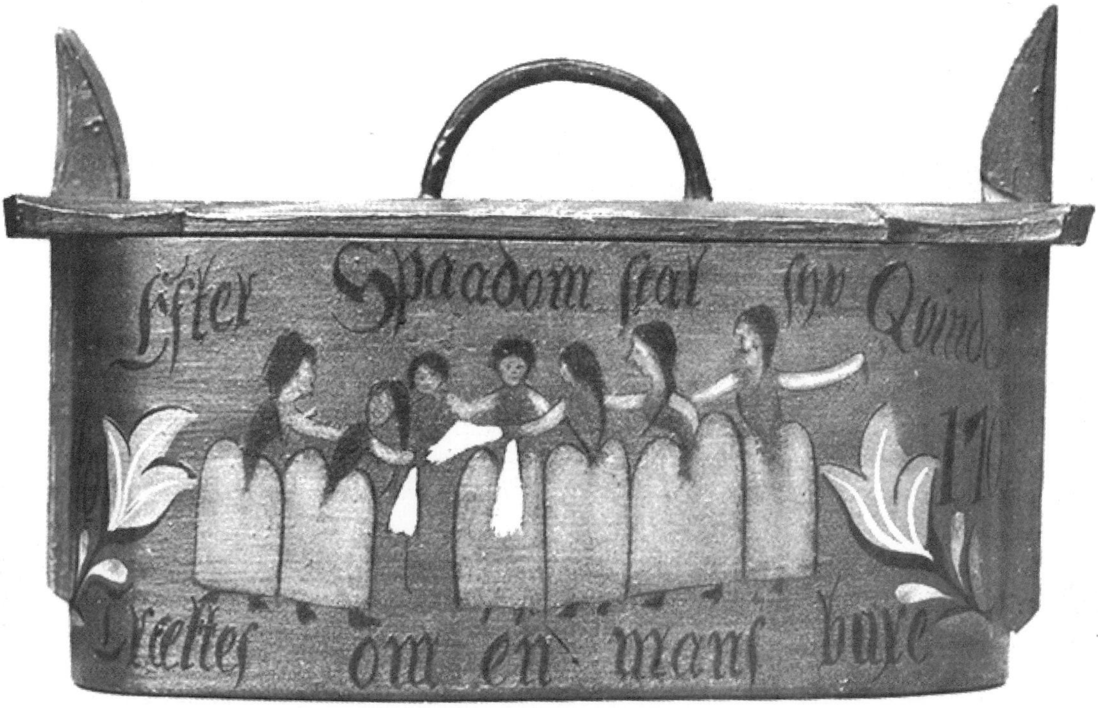

Efter spaadom skal syv quinder traettes om ens mans buxe,
Bemalte Spielzeugtine, von Aby Warburg 1896 in Dahlen (Norwegen) erworben
(verkleinerte Nachbildung eines Kästchens von 1702),
Berlin, Kupferstichkabinett

und Graphik befaßten sich mit dieser neuen, selbstherrlichen Spezies von Hosenträgerinnen und sogar die Bilderbogenfirmen empfanden nun das alte Thema vom Weiberstreit um Männerhosen als unzeitgemäß.[197]

Nur die traditionelle Sachkultur benutzte es noch eine Zeitlang mit Vergnügen. Allerdings reichen die bekannt gewordenen Beispiele des Motivs in der Gebrauchs- und Volkskunst nur bis zum Anfang des 18. Jahrhunderts zurück. Auch sind sie nicht sehr zahlreich und geographisch weit gestreut. Wenn man Aby Warburgs Spielzeug-Tragekästchen[198], das er 1896 im norwegischen Dahlen erworben hat, als genaue, wenn auch verkleinerte Nachbildung einer richtigen Tine aus dem Jahr 1702 gelten läßt, führt das verschollene (?) Original die Chronologie der Objektliste an. Warburgs ovales, mit einem Deckel verschließbares Behältnis aus Holz ist bemalt. Sieben

197 Es geht hier nicht um weibliche Transvestiten, die es natürlich immer gab (vgl. Rudolf Dekker/Lotte van de Pol, Frauen in Männerkleidern, Berlin 1990), sondern um sehr unabhängige Frauen wie George Sand, die mit ihrer Kleidung absichtlich provozieren wollten.

198 Berlin, Kupferstichkabinett; Warburg (wie Anm. 158), Bd. I, T. XXV Abb. 45; Bilderatlas 32/11. Martin Warnke, in: Hofmann/Syamken/Warnke, Die Menschenrechte des Auges. Über Aby Warburg, Frankfurt a. M. 1980, S. 157 ff.

ziemlich rudimentär gezeichnete weibliche Wesen drängen sich nach einem weißen Wäschestück, das zwei von ihnen in Händen halten. Die Inschrift erklärt: *Efter spaadom skal syv quinder traettes om ens mans buxe. A° 1702* (Nach der Prophezeiung werden sieben Weiber um die Hose eines Mannes streiten).

Dieses Modell einer Liebesgabe war für Aby Warburg Kronzeuge seiner Theorie von der nordischen Verwurzelung des Motivs. Gleichzeitig scheint es die einzige ihm bekannte Bildfassung des Themas gewesen zu sein, die ausdrücklich auf eine Prophezeiung anspielt. Wenn auch der Name nicht genannt ist, besteht kein Zweifel, daß es nur diejenige des Isaias sein kann. Die Aufnahme der »buxe« in die biblische Vorhersage lehrt allerdings, daß auch die Hersteller des Kästchens, wie zu erwarten, auf die Redensart oder eine graphische Vorlage zurückgriffen und nicht das Alte Testament konsultiert haben.

Die Schachtel figuriert aber auch auf Tafel 32 von Warburgs legendärem Bilderatlas in der Motivkette des Weiberstreits. Diese führt vom Banderollenmeister über die norwegische Spielzeugtine, ein anonymes deutsches Flugblatt um die Mitte des 17. Jahrhunderts zu der Verdoppelung des Themas auf zwei dänischen Bilderbogen mit deutscher Beschriftung um 1775[199] und soll dem in der Graphik des 15. und 16. Jahrhunderts so verbreiteten Moreskentanz[200] sekundieren. Bei letzterem umwerben exaltierte Männer eine schöne Dame, die Frau Welt oder Venus ist. Jeder hofft sie mit seinen Sprüngen zu gewinnen. Ihr wilder Tanz ist dem ungezügelten Kampf der Frauen um das Symbol eines Mannes vergleichbar. Die Vergeblichkeit solcher Liebeswerbungen drücken beide Allegorien aus, so daß Warburg den Tanz um die ideale Schönheit über den Streit um den Hosenfetisch, bis zur häßlichen Alten oder zu den Affenparodien fortführt. Eine lose Assoziationskette, die über kompositionelle und gestische Gemeinsamkeiten hinaus auch inhaltliche Übereinstimmungen grotesker Werbemethoden sichtbar macht. In diesem Kontext verliert der Weiberstreit einen Teil seiner Misogynie und reiht sich in die allgemeine Ver-Rücktheit der Welt ein.

Sicherer als die Datierung der nur in einer Reproduktion erhaltenen Tine von 1702 ist die einer norddeutschen Bierscheibe von 1704.[201] Ein gewisser Jochim Lange hat sie einem Freund anläßlich von Hochzeit oder Hausbau als Fensterschmuck verehrt. Der populäre Stil und das Sujet der Bemalung sprechen für einen Empfänger auf dem Land. Sieben Bäuerinnen raufen selbstvergessen um die hoch auf eine Stange gespießte Trophäe. Zwei Jahre später tobt die Schlacht auf dem aus rot gefärbtem

199 Die »Veduta prospettica della casa di Bussoleno« (Tafel 32/9) zeigt drei Tanzpaare und keinen Hosenstreit, wie auf einer Vorkriegspostkarte gut zu erkennen ist. Der Ort liegt ca. 50 Kilometer nördlich von Turin.

200 Müller-Meiningen (wie Anm. 18), S. 35 ff.

201 Schleswig, Schleswig-Holsteinisches Museum; Elisabeth von Witzleben, Bemalte Glasscheiben, München 1977, S. 179, Abb. 264.

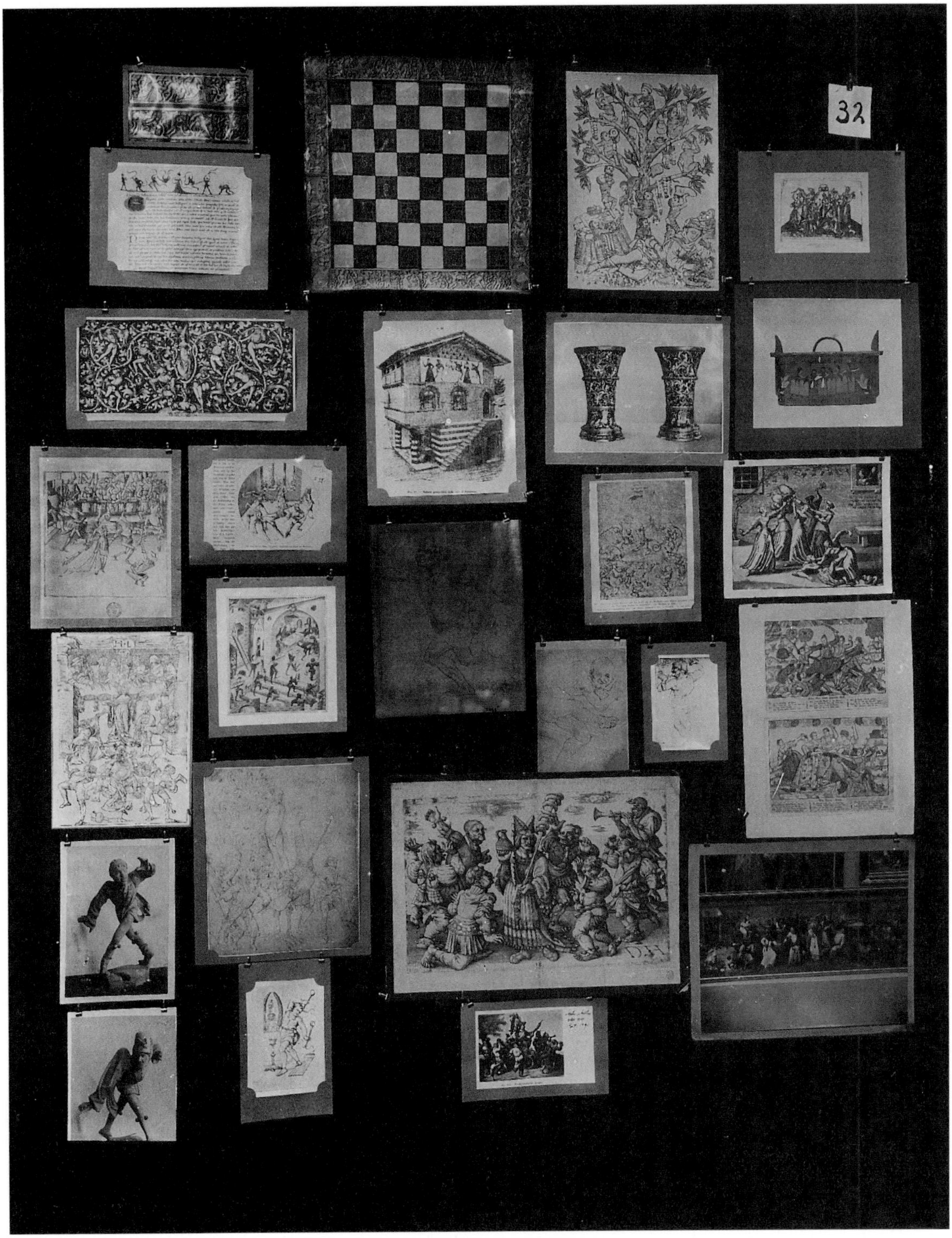

Aby Warburg, Tafel 32 aus dem Bilderatlas

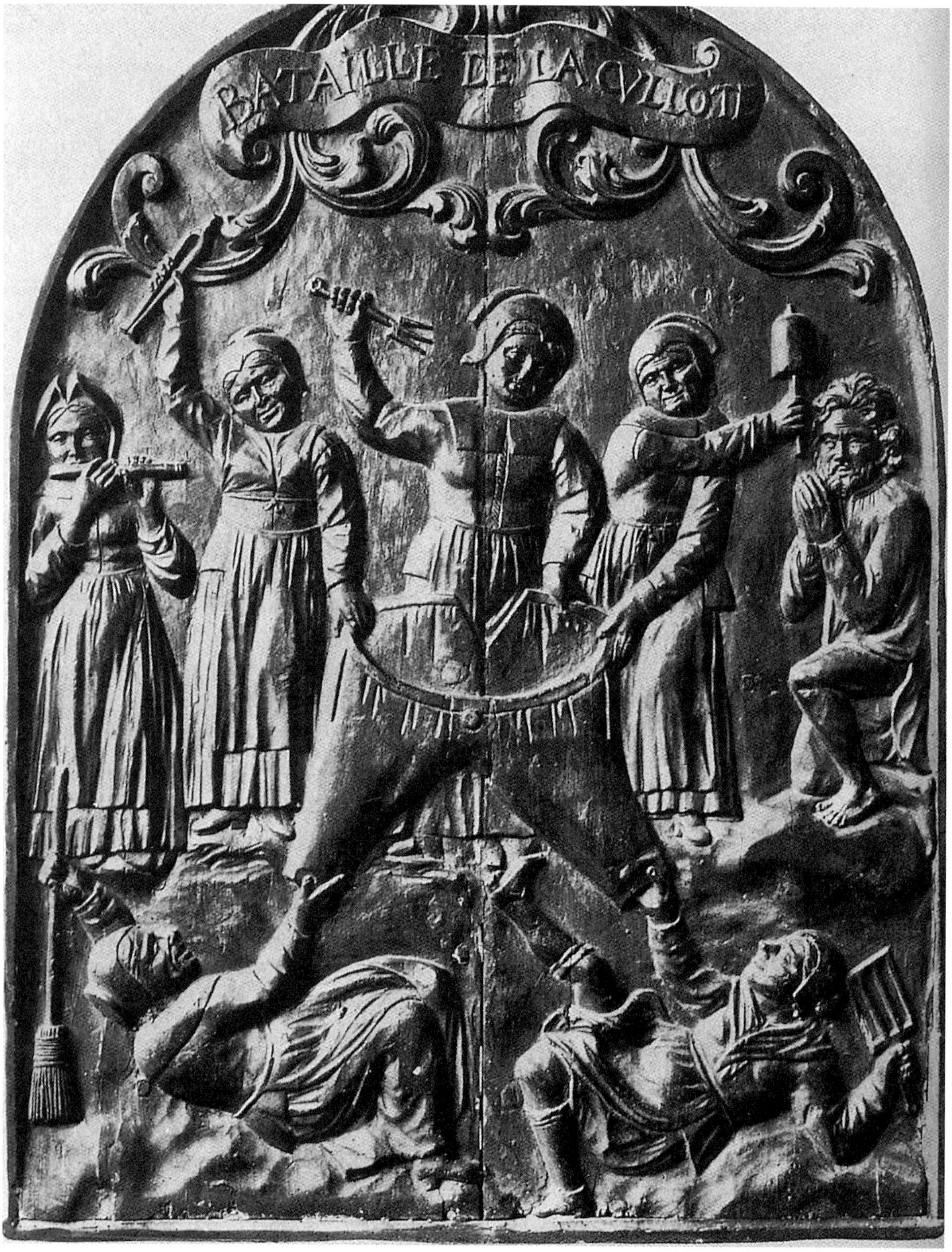

Bataille de la culotte,
Gußmodel einer Kaminplatte aus rotgefärbtem Nußbaumholz,
Fonderies d'Andenne (Provinz Namur, Belgien) 1706,
Namur, Musée Archéologique

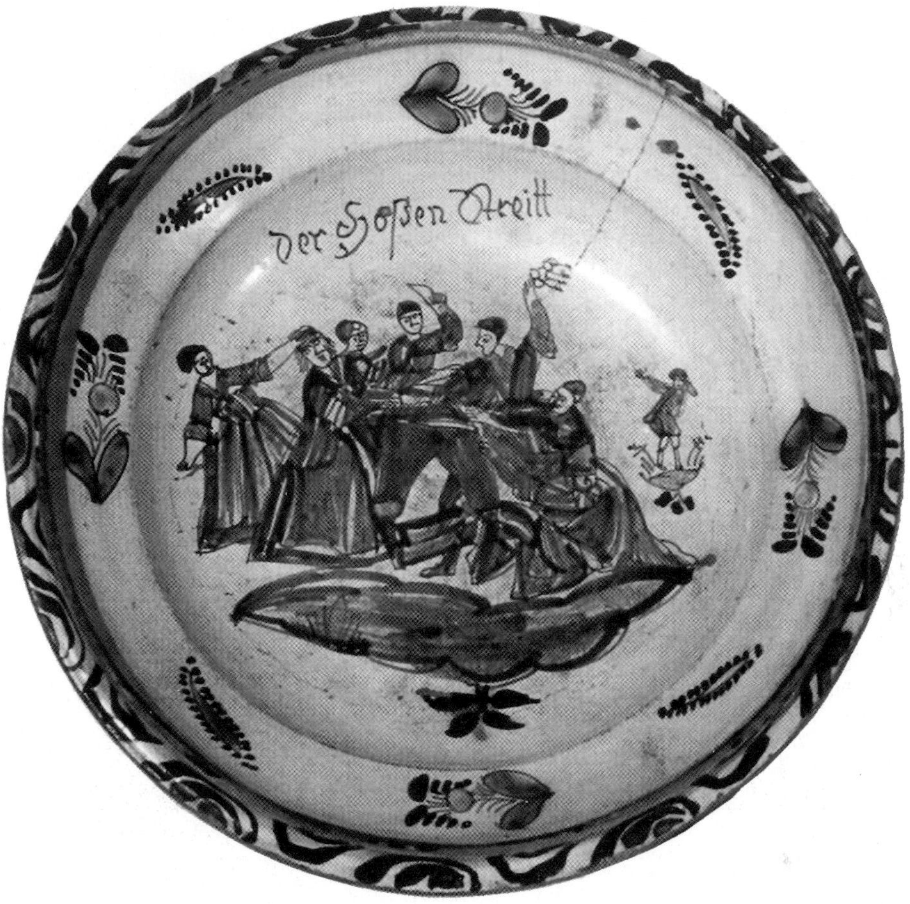

Der Hoßen Streitt nach Albrecht Schmidt,
Hafnerkeramikteller aus Tellingstedt (Schleswig-Holstein),
2. Hälfte 18. Jahrhundert, Hamburg, Privatsammlung

Nußbaumholz geschnitzten Gußmodel für eine Kaminplatte[202] der Gießereien von Andenne in der belgischen Provinz Namur. Ein junges, auf der Querflöte spielendes Mädchen ist vom Wettstreit, den fünf ihrer teilweise nicht mehr taufrischen Mitschwestern austragen, noch ausgeschlossen. Anstelle einer siebten Kämpferin, für die auf dem streng symmetrisch angelegten Geschehen der Platz fehlt, kniet der Mann im Hemd mit bittend erhobenen Händen. Passenderweise bekriegt man sich mit Geräten, die am Kamin zur Hand sind: Ofenzange, Fleischgabel, Holzschlegel, Grillgitter, Besen. Im Gebrauch mag die Allegorie dieser Platten, wenn sich der Kampf

202 Fonderies d'Andenne, Provinz Namur (Belgien); Bernward Deneke, Europäische Volkskunst, Frankfurt a. M./Berlin/Wien 1980, Abb. 420.

hinter Flammen abspielte, einen zwielichtigen Beigeschmack von Höllenspuk erhalten haben.

Ein Teller aus dem schleswig-holsteinischen Tellingstedt, das ein Zentrum für Hafnerkeramik in Dithmarschen war, gibt den »Hoßen Streitt« in lilabrauner und türkisgrüner, sehr flüchtiger Bemalung sichtlich nach Albrecht Schmidts volkstümlicherem Kupferstich wieder und zeigt einmal mehr dessen Verbreitung und Vorlagenfunktion. Aus Süddeutschland stammt ein um 1760 zu datierender Walzenkrug[203] aus Milchglas, der auf seinem in Emailfarben gemalten Frontmedaillon zwei Frauen mit Hose, Zinkengabel und Besen beschäftigt zeigt. Am Ende des Jahrhunderts gerät das Motiv auf einen durch breite Pilaster plastisch gegliederten Schrank aus dem Toggenburg[204] im schweizer Kanton Sankt Gallen. Es ist die einzige Möbelmalerei mit diesem Thema, die bekannt ist. Zwei Frauen, eine schwarze Kniehose unter einem Rosenbukett, und die Inschrift »Die Hosen muß ich haben und eh ich Dir die Hosen laß, eh las ich mich erschlagen«, zieren die Mitteltür des Kastens, der 1810 für Jungfr. Anna Barbarra Feürere aufgefrischt und neu datiert wurde. Allerdings war der Maler dem Schreiner an Können sichtlich unterlegen.

Das nächste Exemplar führt uns bis nach Pennsylvanien. Ausgewanderte Deutsche brachten die alte Bildformel in die Neue Welt. Zumindest findet sich der Hosenstreit auf einer mit Wasserfarben kolorierten Federzeichnung von Friedrich Krebs (1749–1815)[205], der seinen Ruf einer besonders regen Taufscheinproduktion verdankt. In Zierenberg, einem Dorf nordwestlich von Kassel, geboren, kam er 1776 mit den nach Amerika verschacherten Hessen ins Land, blieb nach dem Militärdienst und wurde Schulmeister der lutherischen Kirche von Harrisburg. Er war in seinen besten Stücken ein eigenwilliger, phantasievoller Zeichner, der Spaß an sonderbaren Motiven hatte, Gesichter in Blumen zeichnete, und noch 1988 im Rockefeller Folk Art Center in Williamsburg (Virginia) mit einer Ausstellung geehrt wurde, deren deutscher Titel »Ach, wie ist die Welt so toll!« seinem Hosenstreitbildchen entnommen ist. Darauf umstehen sieben züchtig bis zum Knöchel bekleidete Siedlerinnen tatenlos eine in der Luft schwebende Hose und nur die Inschrift klärt uns darüber auf, daß sie das Kleidungsstück nicht bürsten, sondern haben wollen. Auf der linken Hälfte des Frakturdiptychons steht verdrießlich ihr Besitzer und beklagt das Fehlen von Hose und ... Geld. Das witzige Spottbildchen verrät nicht, zu welchem Anlaß und für wen es verfertigt wurde. Es könnte einem Freund zum Abschied vom Jungge-

203 1991 im Angebot des Würzburger Auktionshauses Zemanek-Münster, Kat. Nr. 156, Abb.
204 Privatsammlung, Unterwasser (Toggenburg/Schweiz); Mitteilung und Beschreibung von Rudolf Hanhart, Sankt Gallen, dem mein Dank gilt.
205 Boston, Museum of Fine Arts, Inv. Nr. Acc. 56 775; 29 x 39,7 cm; Frederick S. Weiser, Ach wie ist die Welt so toll! The mad, lovable world of Friedrich Krebs, in: Der Reggeboge, Journal of the Pennsylvanian German Society, Bd. 22/1988, Nr. 2, S. 49–88, bes. S. 80 ff.

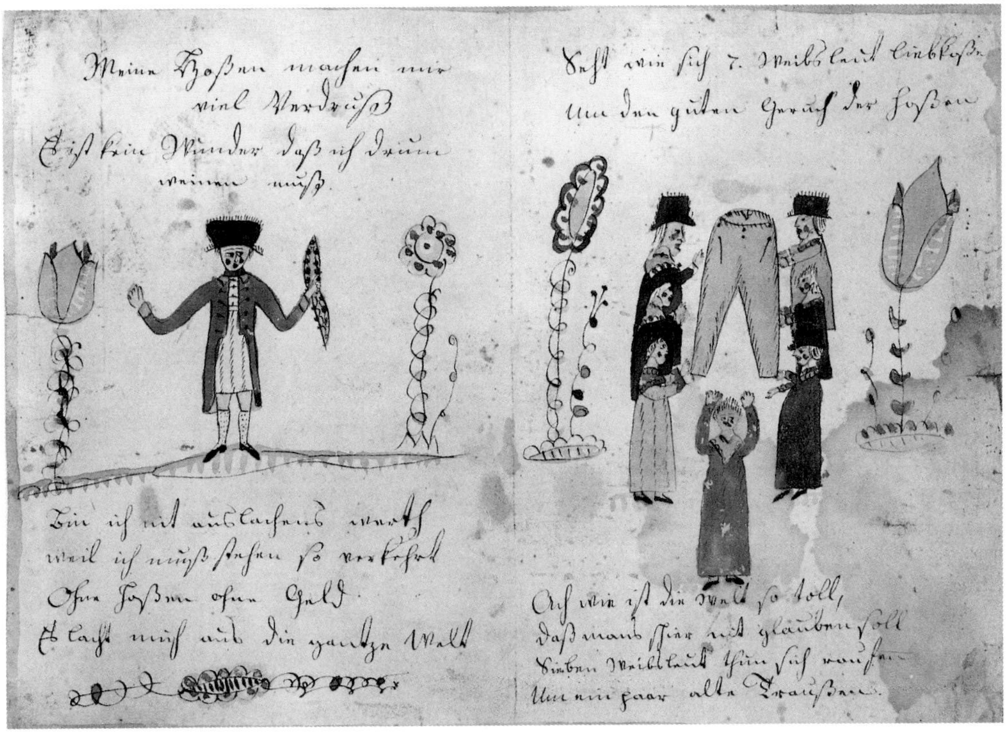

Friedrich Krebs (1749–1815), *Meine Hoßen machen mir viel Verdruß …*,
Feder und Wasserfarben auf Papier,
Pennsylvanien (Harrsiburg?) um 1800,
Boston, Museum of Fine Arts

sellendasein überreicht worden sein oder war einfach ein Scherzblatt, das vom Paradox lebte, denn um 1800 herrschte in Amerika eher Frauenmangel. Trotzdem heißt es auf einem pennsylvanischen Keramikteller trotzig: »Liewer wott ich ledig lewe als der Frau die Hosse gewwe«. Der Siebenweiberstreit ist nach brieflicher Mitteilung von Frederick S. Weiser auch auf einer Ofenplatte aus Virginia dargestellt.

Im späten 18. und 19. Jahrhundert gehört die Szene in Deutschland und Österreich zum Motivfundus der Backmodel[206], allerdings fast immer in ihrer reduziertesten Form: zwei Mädchen, eine gut kenntliche Hose, Besen und Schlüsselbund. Am Schnitt der Kleider lassen sich die Entstehungszeiten abschätzen. Im 18. Jahrhundert

206 München, Bayerisches Nationalmuseum, Inv. Nr. R 8743; München, Stadtmuseum, Sammlung Ebenböck; 9,7 x 13,2 cm; abgeb. in: Charlotte Angeletti, Geformtes Wachs, München 1980, S. 104 Nr. 113; Archivrat Schumm, Neuenstein (zwei Beispiele); vgl. Walzer (wie Anm. 145), S. 154, Abb. 220, S. 155, Abb. 222; Wien, Österreichisches Museum für Volkskunde; abgeb. in: Leopold Schmidt, Werke der alten Volkskunst, Rosenheim 1979, S. 180.

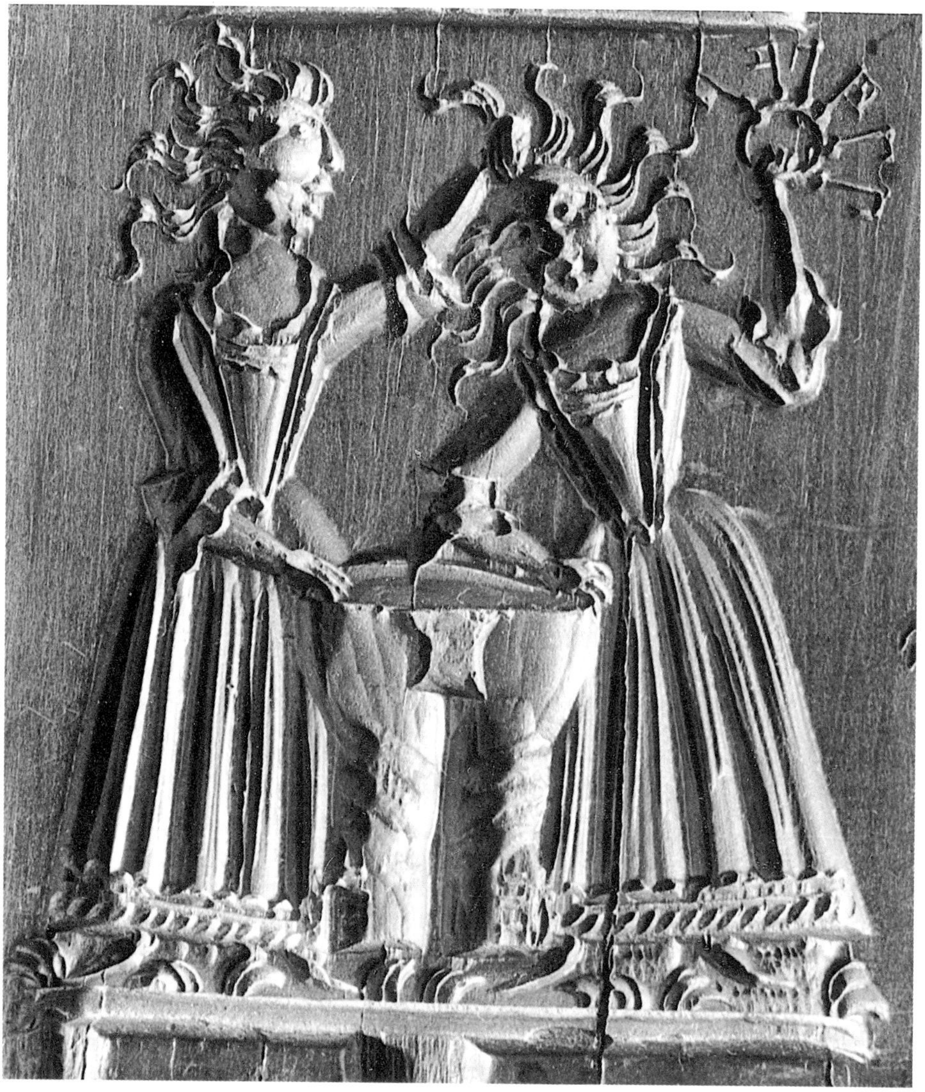

Zwei Frauen streiten um eine Hose, Lebkuchenmodel (Ausschnitt),
Deutschland 2. Hälfte 18. Jahrhundert,
München, Bayerisches Nationalmuseum

haben die mehr oder minder aufwendigen Rokokoroben tiefe Dekolletés und gemusterte oder in reichen Falten fallende Röcke. Später werden sie einfacher. Ein aus der Münchner Wachszieherei Ebenböck erhaltenes Model läßt vier zierliche Damen eine enorme Hose von wahrhaft Falstaffschem Ausmaß begehren. Ausnahmsweise gibt es auch noch die Siebenschaft, wobei der Preis von einem Baum herunterhängt. Meist erscheint der Streit auf großen Backhölzern neben anderen anzüglichen Ero-

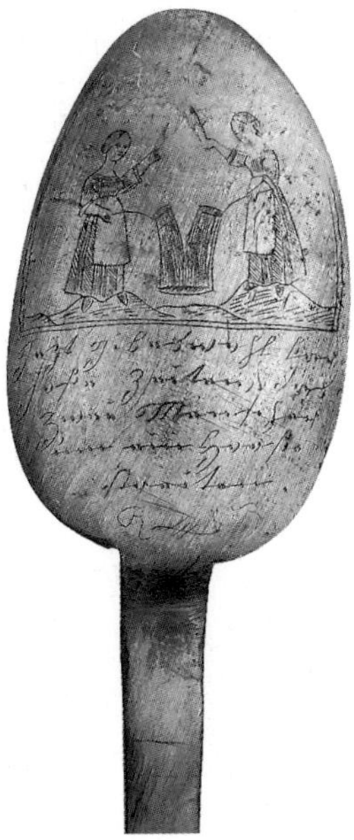

Jetzt gibt es wohl karjoße Zeiten, daß zwei Menschen um ein hooße streiten,
Beinlöffel mit Einritzung, Schladming (Österreich) um 1900,
Graz, Steirisches Volkskundemuseum

tika wie dem Hahnreiter, dem Liebesbaum oder dem spinnenden Mann. Die damit geformten Scherzgebäcke sollten vermutlich bei Hochzeiten für die lockere Stimmung sorgen.

Aus dem 19. Jahrhundert verwahrt das Steirische Volkskundemuseum in Graz einen beinernen Löffel[207] aus Schladming mit der Einritzung zweier biederer Hausfrauen. Sie heben ihre Stöcke so, als wollten sie die mit den Beinen nach oben zeigende Hose ausklopfen. Auch auf steirischen Pfeifenköpfen war das Thema beliebt. Im Grazer Museum erzählt ein um und um beschnitzter Pfeifenkopf die Stationen von LIEWE (ein zärtliches Paar) – EHE (der Mann trägt ein Kreuz geschultert, auf dem die Alte hockt) – WITTWE (zwei Frauen schlagen sich um die Hosen des nächsten Heiratskandidaten). Aus dem Ennstal stammt eine eiförmige Schnupftabaksdose aus Horn mit dem Motiv, das sich in der Steiermark auffallend häuft.

Mit Abstand am erfolgreichsten und langlebigsten erweisen sich die wackeren Streiterinnen auf den Bienenstockbrettchen in Kärnten, Krain und Slowenien.[208] Die dort üblichen flachen Holzkästen der Imker waren an der Stirnseite zur Kenn-

207 Graz, Steirisches Volkskundemuseum.
208 Ausstellungskat. Nina Gockerell u. a., Bunte Bilder am Bienenhaus. Malereien aus Slowenien, München, Bayerisches Nationalmuseum, 1991.

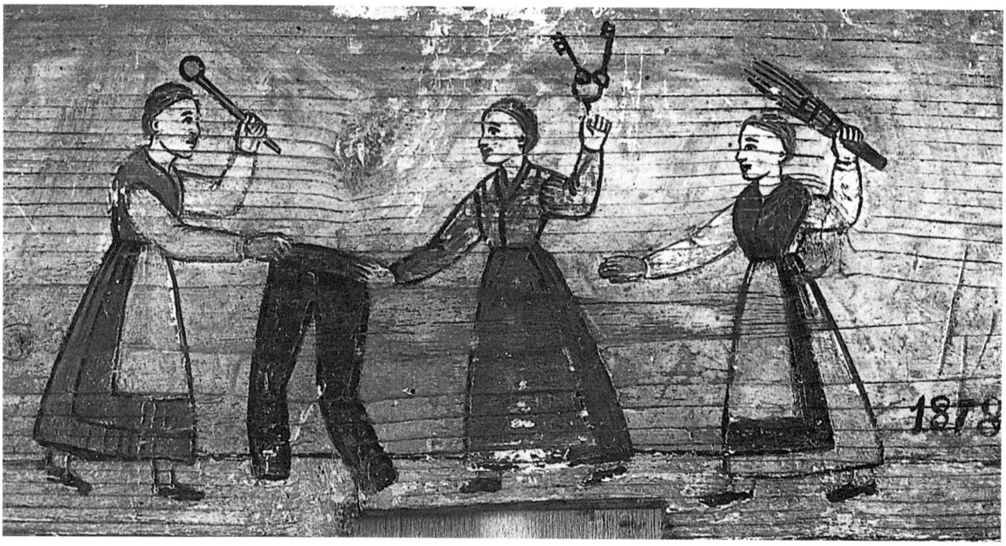

Drei Frauen streiten um eine Hose, Bienenstockstirnbrettchen,
Öl auf Holz, Slowenien 1878,
Ljubljana, Slovenski etnografski muzej

zeichnung meist bemalt, eine Maßnahme, die nicht nur dem Züchter, sondern auch den Bienen, die Farben zu unterscheiden wissen, die Orientierung erleichtern sollte. Im späten 18. Jahrhundert begnügte man sich nicht mehr mit Farbe, sondern nutzte die Fläche für biblische Geschichten und bald auch für profane Erzählstoffe, Sprichwörter und Allegorien. Die bunten Bilder am Bienenhaus waren neben der Kennzeichnung apotropäischer Schutz, Zierde, Erbauung, Unterhaltung und Belehrung in einem. Und der Stolz ihrer Besitzer. Verfertiger waren professionelle Maler und Dorfhandwerker, aber auch geschickte Laien, manchmal die Imker selber. Die Inspiration wurde illustrierten Bibeln, Kalendern, Bilderbogen und ähnlichen populären Graphikerzeugnissen entnommen. Nach dem Ersten Weltkrieg erlosch die Freude an diesem naiven Bienenhausschmuck. Der Weiberstreit gehörte zu den Lieblingsthemen der Brettchenmaler.[209] Boris Orel[210] repertorierte 1960 siebzehn Exemplare. Es mag weit mehr gegeben haben. Aus Kärnten befindet sich ein Beispiel im Germanischen Nationalmuseum in Nürnberg[211], ein weiteres im Volkskundemuseum in Wien. Zehn dieser neunzehn bekannten Stockfronten mit dem Flugschlitz sind zwi-

209 Sigrid Metken, Weiberstreit um eine Männerhose, in: Ausstellungskat. (wie Anm. 208), S. 67–77.
210 Orel (wie Anm. 194), S. 145–168.
211 Nürnberg, Germ. Nat. Museum, Inv. Nr. BA 1449; Bernward Deneke, Führer durch die volkskundlichen Sammlungen im Germ. Nat. Museum Nürnberg, München 1979, S. 96, farb. Abb.

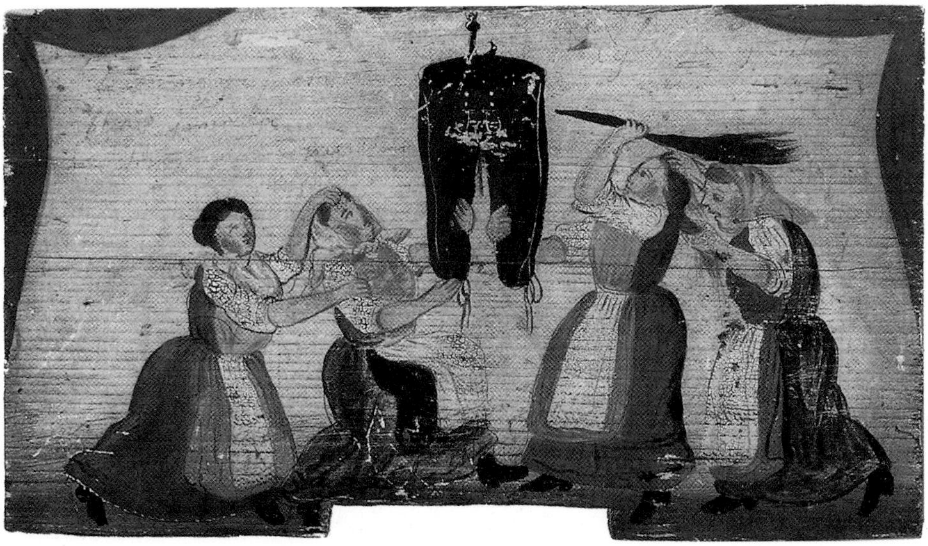

Vier Bäuerinnen raufen um eine Männerhose,
Bienenstockstirnbrettchen, Öl auf Holz, Slowenien Ende 19. Jh.,
Ljubljana, Etnografski musej

schen 1823 und 1910 datiert. Für alle sieben Frauen ist natürlich niemals Platz: achtmal zanken sich zwei, viermal drei und siebenmal vier. Siebenmal ist der Besitzer der Hosen zugegen, eine Jammergestalt im bodenlangen, weißen Hemd. Zweimal sitzt dieser trostlose Siegespreis unter einem Baum und heult. Da sind die Damen aus anderem Holz! In bäuerlicher Tracht mit weißen Blusen, Miedern, Schürzen und Kopftüchern dreschen sie energisch aufeinander ein, zerren sich an den Haaren, daß es eine wahre Freude ist, und schwingen unternehmungslustig ihre Haushaltswaffen. Wer den Schlüsselbund hat, ist mit Sicherheit Hausfrau, die andern streben nach diesem Status mit Kochlöffel, Reisigbesen, Stock, Ofengabel oder Pfanne. Eine schwarze Kniebundhose aus Leder baumelt vom Plafond und schürt die weibliche Begierde. Andere Buxen sind aus Stoff, boden- oder knielang. Zweimal steigen die Damen gleichzeitig in je ein Hosenbein, eine Attitüde, die es auch beim Streit zwischen Mann und Frau im bäuerlichen Milieu gab, aber solche niederländischen und französischen Graphiken des 17. und 18. Jahrhunderts waren in Slowenien kaum bekannt. Übrigens gibt es auf Bienenstockstirnbrettchen keinen einzigen Streit zwischen Mann und Frau um das Hausregiment.

An Requisiten kommen auf diesen Verschlüssen neben seitlichen Voluten oder Vorhangdraperien, die der Szene den Anstrich einer Miniaturbühne geben, gelegentlich ein oder mehrere Bäume vor; einmal ist ein Hund dabei, ein andermal sieht man

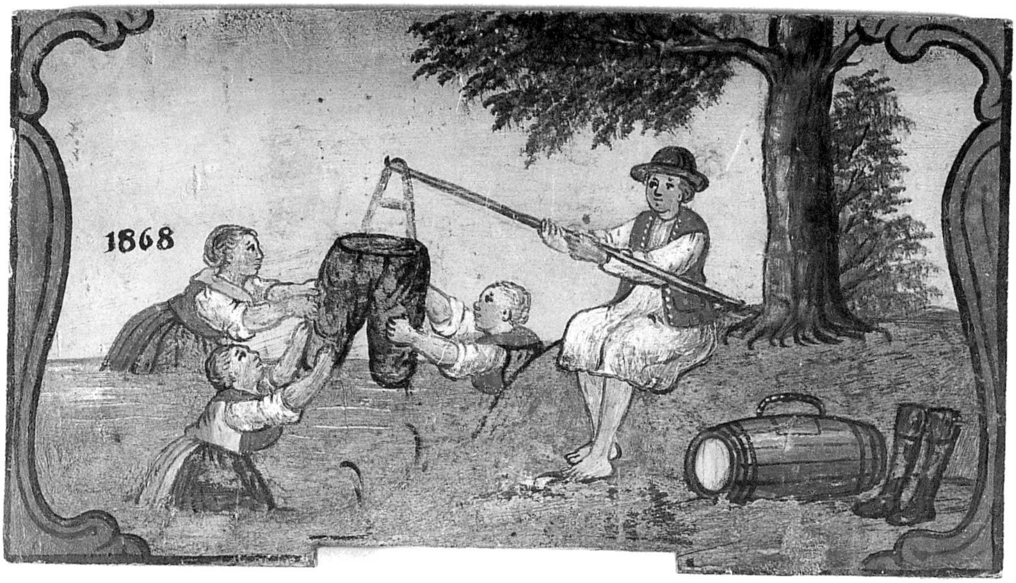

Hosenfischen, Bienenstockstirnbrettchen,
Öl auf Holz, Slowenien 1868,
Radovljica, Čebelarski muzej (Imkereimuseum)

ein ganzes Bienenhaus, in dem die Kästen gestapelt stehen. Einmal hat eine der beiden Frauen die Hose ergattert und läuft damit davon, vom Mann im Hemd verfolgt. Für keine Szene läßt sich eine exakte graphische Vorlage angeben. Möglicherweise wurden die Motive durch die weit weniger komplizierte und figurenreiche Kurzfassung von Bildgebäcken vermittelt.

Die Brettchenmaler müssen von dieser Manneszier so eingenommen gewesen sein, daß sie auch noch in anderem Zusammenhang in ihren Malereien auftaucht. Da sitzt ein junger Bauer im langen weißen Hemd, mit ärmelloser Weste und einem runden Hut auf dem Kopf am Wasserrand und angelt.[212] Köder ist seine eigene Hose, und gleich drei Mädchen, die im Teich schwimmen, greifen begierig danach. Die derbe Allegorie ist ohne Worte sofort und jedermann verständlich. Auch dieses Liebesfischen[213] ist ein altes Motiv, das mit Amor als Fischer bis in die Antike zurückreicht und noch in unseren Redensarten lebendig ist. Die Methapher ist ungemein ergiebig und besonders wandlungsfähig. Sie wurde in der Emblematik oft verwendet, hat vielerlei Bedeutungen angenommen, vom Seelenfischen der Apostel über Satan als Angler und – auf Bilderbogen der verkehrten Welt – Karpfen, die einen Fischer fan-

212 Metken (wie Anm. 209), S. 75.
213 RDK (wie Anm. 188), Bd. IX, bes. Sp. 207 u. 253 ff., Stichwort »Fischer, Fischfang«.

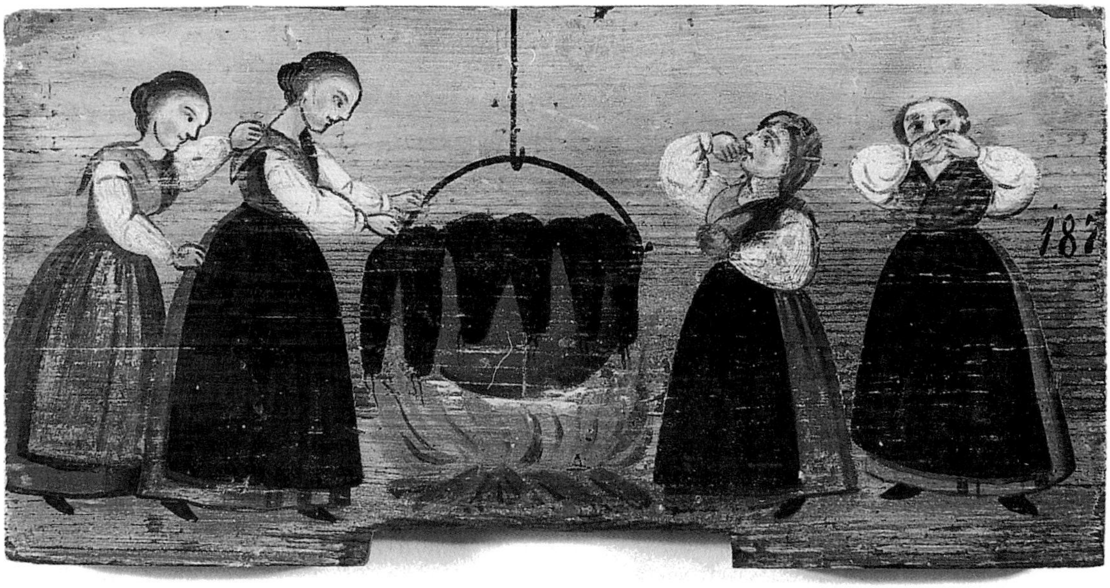

Frauen kochen eine Hosensuppe, Bienenstockstirnbrettchen, Öl auf Holz, Slowenien 187(?), Radovljica, Čebelarski muzej

gen, bis zum Jungfern-, Liebes- und Heiratsfischen. Als solches kommt es auch in der Populargraphik und auf Gegenständen der Volkskunst nicht selten vor[214], nur sind die Köder anderer Art als auf den Brettchen: die Männer locken mit einem Geldsack oder Schmuck, mit Gedichten, Orden Epauletten und dem Doktortitel. Die Mädchen binden Hüte, Handschuhe, Pokale oder einen Ring an die Schnur. So lakonisch eindeutig wie der slowenische Bauernbursch, der seine eigene Person und Potenz – mit Erfolg, wie man sieht – als genügenden Einsatz erachtet, kommt keines der populären Graphikblätter daher. Nur die deutsche Redensart »Ein paar Hosen aushängen«[215] von einem Witwer, der sich bemüht, eine neue Frau zu finden, ist ähnlich direkt. Die Jungfern werden nicht einmal durch das neben dem Burschen liegende Tönnchen für den Abtransport der Beute mißtrauisch. Solche Behältnisse sind, wie auch die

214 Paris, Bibl. Nat. Est. Tf. 20 f. t. 4: farb. Radierung von Auguste I. Blanchard nach einer Zeichnung von Claude Louis Desrais, 1813, 26 x 41 cm: fünf Empiredamen fischen von einem Boot aus. In Netzen fangen sie geflügelte Herzen, eine zieht mit Hilfe eines Amorputtos an der Angel eine Hose aus dem Wasser. Im Hintergrund werden sie von einigen Herrn in einem zweiten Boot beobachtet, abgeb. in: Beaumont-Maillet (wie Anm. 65), S. 23. Beispiele für die Liebesfischerei ohne Hosen: Pazzi amorosi, Kupferstich der Sammlung Bertarelli. Auf der Brücke des Lebens fischen Männer jeglicher Kondition im Sumpf der fleischlichen Lüste nach weiblichen Wesen, abgeb. in: Paolo Toschi, Populäre Druckgraphik Europas: Italien, München 1964, S. 144. – Der Jungfrawen-Fischerey, Kupferstich, Köln Ende 17. Jh., Nürnberg Germ. Nat. Museum, Inv. Nr. 24 602/1293, abgeb. in: Brückner (wie Anm. 187), S. 92, Abb. 83.

215 Lutz Röhrich, Lexikon der sprichwörtlichen Redensarten, Freiburg 1977, Bd. II, S. 442.

Reusen, in der raffinierten Emblematik, und von ihr vermittelt noch in der simpleren Imagerie, gerne Sinnbild des Gefangenseins in der Ehe. Hier ist das bei slowenischen Fischern gebräuchliche Fäßchen ein harmloses Attribut der augenblicklichen Tätigkeit unseres Jünglings. Für das Hosenfischen läßt sich ebensowenig ein exaktes Vorbild in der Graphik angeben wie für den Weiberstreit. Der slowenische Maler, der es 1868 zum erstenmal auf einem Brettchen anbrachte, mag das Motiv, das ihm gefiel, auf seine Weise adaptiert haben.

Das dritte Hosenmotiv auf Bienenstockbrettchen[216] scheint eine Eigenschöpfung Sloweniens zu sein. In einem gewaltigen, an einem Haken hängenden Kessel, unter dem ein Feuer lodert, kochen vier Frauen eine Suppe aus diesen männlichen Kleidungsstücken. Zu welchem Ende? Ist es eine Strafe, wie wir sie von den dampfenden Zubern der Hölle kennen? Oder sollen die Männer – denn man wird doch auch diese Hosen als *pars pro toto* begreifen müssen – gehörig weichgekocht und gefügig gemacht werden? Ist es eine Zaubersuppe, eine Medizin, oder sind die Hosen und das, was sie bergen, einfach die beste aller Suppen? Wir wissen es nicht, niemand hat den Maler rechtzeitig danach gefragt.

Was mag den Handwerkern, Schnitzern und Malern aller dieser Gebrauchsgüter und ihren Auftraggebern – in der Regel Männer – am Thema des Weiberstreits so gefallen haben? Bestimmt das komische, zum Lachen reizende Sujet. Es ging auf Kosten des schwachen Geschlechts, das hier als robust gezeigt wird. Aber das eigene Image wird noch weniger geschont, die Männlichkeit wirkt – wo sie anwesend ist – verzagt und ziemlich unheldisch. Ist das die verkehrte Welt oder blitzt hier vielleicht die reale auf? Glaubten die Benutzer dieser Erzeugnisse nicht ganz an die bürgerliche Rollenverteilung vom dominierenden Mann und der untertänigen Frau, wenn sie auch selber vorgaben, diesem Vorbild nachzueifern? Wirkt diese Komik befreiend?

Wurde der Weiberstreit auch von den Frauen so komisch gesehen? War nicht für die meisten Mädchen der Unterschicht – und nicht nur für sie – der einzige Weg, ein Minimum an Selbständigkeit zu erlangen, die Heirat? Was tun, wenn die Männer knapp sind? Schon kurz vor dem Ersten Weltkrieg, als das Morden in der Luft lag, lief die alte Weissagung noch einmal in ihrer ursprünglichen Bedrohlichkeit um[217]: »So rar werden die Männer: ›die Frauen müssen pflügen und säen und sieben Mädchen schlagen sich um einen Mann‹«.

Heute fällt es schwer, dieses alte Gesellschaftsmodell überhaupt noch zu verstehen. Zu viele unveränderbar scheinende, ewige »Naturgesetze« erwiesen sich als

216 Metken (wie Anm. 209), S. 75.

217 Zentralblatt für Okkultismus, 6. Jg. 1913, Heft 9, S. 460; F. P. Argall, The Prophet in wartime. Isaiahs Message for Today, London (1916) war mir leider nicht erreichbar.

Konventionen. Nur irgend einer »Männerhose« wegen schwingt keine Frau mehr ihren Besen. Die Emotionen, die der Weiberstreit fast 500 Jahre lang auslöste, sind vergessen. Zum Verständnis der Zwänge vergangener Epochen bleibt ihre Kenntnis fundamental.

Register

Abbildungsnachweise

S. 9, 12, 16, 18, 19, 20, 21, 23, 35, 42, 43, 45, 46, 53, 62, 63, 64, 67, 69, 81, 82, 83, 84, 87, 88, 94, 95, 97, 102, 103, 106, 112, 114, 117, 121, 126, Sammlung Sigrid Metken, Paris
S. 5, Rheinisches Landesmuseum, Trier
S. 10, Hamburger Kunsthalle
S. 27, 57, Kunstsammlungen der Veste Coburg
S. 33, Medizinhistorisches Museum der Universität Zürich
S. 50, Metropolitan Museum of Art (The Cloisters Collection), New York
S. 51, Pierpont Morgan Library (William S. Glazier Collection), New York
S. 58, Albertina, Wien
S. 60, 99, Kupferstichkabinett Berlin (Bildarchiv Preussischer Kulturbesitz)
S. 61, Stadtmuseum Bocholt
S. 65, Wallraf-Richartz-Museum, Köln
S. 66, 68, 70, 78, 101, 104, Bibliothèque Nationale Estampes, Paris
S. 71, 73, 75, 76, 79, 85, 113, Stadtmuseum München (Sammlung Günter Böhmer)
S. 77, Nordiska Museet, Stockholm
S. 89, Musée National des Arts et Traditions populaires, Paris
S. 90, Kölnisches Stadtmuseum, Köln (Rheinisches Bildarchiv)
S. 98, Staatliche Graphische Sammlungen, München
S. 108, Graf von Schönborn'sche Kunstsammlungen, Pommersfelden
S. 109, 111, 115, Germanisches Nationalmuseum, Nürnberg
S. 119, Det Kongelige Bibliotek, Kopenhagen
S. 122, Stadtgeschichtliches Musuem, Nürnberg
S. 123, 125, Verlag Dölling und Galitz, Hamburg, mit Genehmigung des Warburg-Instituts, London
S. 127, Privatsammlung, Hamburg
S. 129, Museum of Fine Arts, Boston
S. 130, Bayrisches Nationalmuseum, München
S. 131, Steirisches Volkskundemuseum, Graz
S. 132, Slovenski etnografski muzej, Ljubljana
S. 133, Ljubljana, Etnografski musej
S. 134, 135, Cebelarski muzej (Imkermuseum), Radovljica